KB057231

100살까지
제대로 꼭꼭
씹어먹자

내 몸을 살리는 시리즈 11

병이 없다고 건강한 게 아니라 생명의 힘이 솟아나야 진짜 건강한 삶입니다. 예상치 못한 사고를 대비해 평소에 안전 수칙을 배워야 하듯이 "내 몸을 살리는 일"도 일상의 실천으로 습관을 들여야 하죠. "내 몸을 살리는 시리즈"는 좋은 먹거리를 지혜롭게 먹고 안전한 환경을 만들며 몸과 마음의 균형을 되찾고 적절한 운동을 익혀 건강한 삶을 실천하는 방법을 제안합니다.

치아 구조를 알면 치과의 비밀이 보인다

100살까지 제대로 꼭꼭 씹어먹자

초판 1쇄 발행 2021년 4월 15일

지은이. 최용석

ISBN
978-89-6529-270-8 (93510)
14,800원

발행. 김태영
발행처. 도서출판 씽크스마트
서울특별시 마포구 토정로 222(신수동)
한국출판콘텐츠센터 401호
전화. 02-323-5609 · 070-8836-8837
팩스. 02-337-5608
메일. kty0651@hanmail.net

도서출판 사이다
사람의 가치를 맑히며 서로가 서로의
삶을 세워주는 세상을 만드는 데 필요한
사람과 사람을 이어주는 다리의 줄임말이며
씽크스마트의 임프린트입니다.

씽크스마트 · 더 큰 세상으로 통하는 길
도서출판 사이다 · 사람과 사람을 이어주는 다리

100살까지
제대로 꼭꼭
씹어먹자

치아 구조를 알면 치과의 비밀이 보인다

아직도 치과에 가는 것이
꺼려진다면

　빠진 이가 있어 임플란트를 해야 했는데, 치과 가는 것을 꺼려 미루다가 '씹으면서 건강을 지켜야겠다'는 생각이 들어 병원을 찾게 됐다.

　임플란트 시술을 하면서 이번에 느낀 것은 뭐니 뭐니 해도 오복의 첫 번째가 치아라는 것이다. 무엇보다 치과에서 관리를 철저히 받는 것이 중요한 것 같다.

임○준 님

　앞니에 있는 덧니 때문에 항상 웃는 것이 불편하고, 자신이 없었습니다. 그 부분이 콤플렉스가 되어 사진 찍는 것 또한 꺼려지고, 남들 앞에서 환하게 웃는 것도 상상하기 힘들었습니다. '치아 성형'을 알고 있었지만, 생니를 씌운다는 게 살짝 겁이 났습니다. 하지만 지인의 도움으로 치과를 찾게 되었고, 치아 성형을 마무리하면서 저는 밝아졌습니다. 반듯해진 치아를 보면서 기분이 좋아졌고, 지금은 어떤 사람을 만나도 자신 있고 환하게 웃을 수 있게 되었습니다. 진작 와서 치료를 빨리 받을걸! 하는 약간의 후회(?)가 들기도 합니다. 앞으로 평생 치아를 열심히 관리하며 살고 싶습니다.

이○터 님

4

어릴 적에 치아 관리를 소홀히 하여 남들보다 일찍 틀니를 끼게 되었습니다. 오래 사용하다 보니 불편하기도 해서 임플란트를 하려고 병원을 찾게 되었고, 여러 가지 도움을 많이 받게 되었습니다.

그때 용기를 내지 못하고 또 주저했다면 지금 저는 여기 이 자리에 있지 않았을 겁니다. 자신감도 없었겠지요. 치과에 가게 되어 저는 기쁨과 웃음을 누릴 수 있는 사람이 되었습니다. 모든 치과업계의 종사자분들, 고맙습니다.

서○인 님

그 전부터 좋지 않던 앞니가 몹시 흔들리며 사정없이 부어올라 아파서 미치겠다. 차일피일 버티다 이제 막다른 골목까지 온 것이다. 제발 빨리 치과 좀 가보라고 채근하던 마누라의 경고를 묵살하고 잔소리로 치부한 내가 후회막심이다.

그 후 각종 검사며 잇몸치료며, 정해진 예약 시간표에 따라 한 번도 예약을 어기지 않고 치과를 방문하여 치아 관리를 하고 있다.

지금까지 약 6개월간의 치과 진료 과정을 보며 그 동안 치과가 너무나 무서워 치아를 방치한 내가 너무나 바보스럽고 원망스러웠다. 치과 진료를 걱정할 필요가 하나도 없었는데 말이다!

요즘 절친한 친구가 툭 하면 하는 말이 "맷돌이 시원찮아서 먹고 싶은 것을 마음대로 먹을 수 없어 환장하겠네"이다. 나는 며칠 앞서 갔다고 그 친구에게 한시바삐 치과에 가라고 종용한다. 그러나 그 친구도 나처럼 미련 맞아서 아직까지도 결단을 못 내리고 있다. 자꾸 시간이 지나면 나처럼 후회할 텐데. 이제는 무서워서 벌벌 떨고 있는 그 친구가 오히려 안쓰럽다.

순간의 선택이 큰 것을 좌우한다는 말을 실감했다. 여러분! 치과 절대로 겁내지 마시고 빨리, 그리고 자주 가야 합니다.

유○철 님

한두 개의 문제가 아니고 앞니 전체와 아랫니 부분 틀니!

경제적인 문제나 치료할 때 찾아올 고통을 걱정하기보단 어떻게 올바른 판단으로 치료를 해야 할지 걱정하던 차 치과를 찾아오게 되었다. 바로 치료로 이어져 어언 일 년여를 보낸 지금.

불안함과 걱정으로 불투명했던 마음은 말끔히 씻겨 내려갔고, 지금은 아랫니를 치료 중이다. 유학을 가 있는 딸아이도 잠시 와서 상담 후 바로 치료를 하고 있는 중이니 무슨 부가적인 설명이 더 필요하겠는가? 앞으로의 내 삶에서 이가 아파온다면 언제고 망설이지 않고 치과를 찾을 것이다.

김○숙 님

관리 부실 탓인지, 내가 가진 거의 모든 이는 땜빵질을 당했고, 남들은 한두 개쯤 없다는 사랑니도 나는 4개 모두가 옆으로 누워 나서 수술로 발치했다. 웬 덧니들은 그리도 제멋대로 났는지… 부끄러운 이야기지만 나는 어릴 적부터 충치 치료와 교정을 위해 치과를 수없이 들락날락했다. 이제는 의사선생님이 보조선생님께 말씀하시는 웬만한 치과 용어들은 거의 다 알아들을 지경이다.

어느 날 앞니 쪽 잇몸이 자주 붓고 피가 나기 시작했다. 치과 가는 것도 무서웠지만, 당시 외국에 거주하고 있던 중이어서 의료 보험에 포함되지 않는 진료비를 홀로 감당할 자신이 없었다. 그냥 '다음에 한국에 가게 되면 치료를 받아야겠다'라고만 생각했다. 바보처럼 치아치료를 잠시 미뤘다 잘라도 되는 머리카락처럼 단순하게 생각해버린 것이다.

시간이 흘러 올해 5월, 한국에 들어와 입사를 하게 되었다. 연이은 야근과 밤샘 업무 탓인지 잇몸은 더욱 부어올랐다. 급기야 어느 날은 통증이 심해지다 못해 바늘을 불에 달구어 스스로 부은 잇몸을 찌르기까지 했다. 평소 그리도 가기 싫고 끔찍한 치과라는 곳이 아픈 동안에는 참 간절히도 가고 싶었다.

지금은 치과 진료에 너무 만족해서, 그때 잇몸에 났던 '급한 불'은 물론이고 간간히 난 작은 불들까지도 치과에서 끄고 있는 중이다.

권○정 님

병원에 오기 전 딸과 함께 해주냉면집에 가서 매운 냉면을 먹으며 무를 아삭아삭 씹어 먹었습니다. 작년 늦가을, 갑자기 아무것도 먹을 수가 없게 되었던 적이 있었습니다. 빠진 이를 오래 방치해 왔다가 윗니가 내려앉고 옆니가 빈 곳으로 쓰러졌지요. 앞니는 색깔이 변해 시커매졌고 죽도 먹기가 괴로웠습니다. 음식점에 앉아 있는 사람들의 모습이 너무 부러웠습니다. 빠진 이가 4개, 씌워야 하는 이가 4개. 앞니는 변색되어 미백을 해야 하는 대공사였습니다.

이를 전부 치료하니 세상 사는 맛이, 기분이 너무 좋아요. 이 아프신 분들, 용기를 내어 미루지 말고 자신에게 투자를 하세요. 자신을 소중하게 생각하면 또 다른 세상이 있습니다.

정○자 님

몇 년 전 사랑니 발치 후 신경이 건드려져 종합병원으로 이송까지 되었던 저에게 치과는 공포 그 자체였습니다. 또한, 약 알러지가 있고 마취까지 잘 안 되니 치과 방문은 그 어떠한 일보다 어려운 일이었습니다. 하지만 양쪽의 금니가 다 충치로 깨어지고 사랑니까지 어금니 속에 함몰되어 썩은 상황이 계속되자 더 이상 참을 수 없었습니다.

처음 신경치료시 너무 긴장한 나머지 혈압이 내려가 어지러움과 구토 증세까지 보였으나, 이어진 치료는 치과에 대한 제 인식을 바꿔 놓았습니다. 사실 처음 예약을 하고도 두려운 마음에 3주나 연기하긴 했습니다만, 지금 어금니 4개와 사랑니까지 발치한 저는 10년간 미뤄왔던 앞니 임플란트를 빨리 끝내버리고 활짝 웃을 날을 기다리는 마음뿐입니다.

박○석 님

치과와 싸우지 말고
친구가 되어라

'틀니'라고 하면 역사적 인물 중에 누가 생각날까?

'세계를 구한 틀니', 바로 제2차 세계대전을 승리로 이끈 윈스턴 처칠이다. 어릴 때부터 치아가 좋지 않았던 그는 일찍이 치아를 여러 개 잃었고, 혀 짧은 발음으로 고민했다고 한다. 이후 그는 틀니를 사용하게 된다. 그럼에도 불구하고 처칠의 연설은 절망에 빠진 사람들의 마음을 감동시킨 것으로 유명하다. 처칠은 틀니를 끼고서도 어떻게 그렇게 멋진 연설을 할 수 있었을까?

처칠의 틀니에는 아주 중요한 교훈이 담겨 있다. 치과의사인 내가 보기에 처칠의 틀니는 디자인과 제작의 완성도, 관리상태 모두 100년 전의 치료라고는 믿을 수 없는 수준의 작품이다. 치과의사의 실력도 출중해 보이지만 그것만으로는 설명할 수 없는 그 이상의 탁월함이 있었다. 처칠이 자신의 주치과의사인 윌프레드 피시에게 보낸 편지가 지금도 남아 있다. 이 편지를 읽어보면 틀니에 대해 꽤나 구체적으로 상의했음을 알 수 있다. 참으로 놀랍지 않은가? 그 시절에 편지로 치과의사와 틀니에 대해 상의하다니 말이다.

처칠은 환자임에도 틀니에 대해 상당한 지식과 식견을 가지고 있었던 것으로 보인다. 보다 나은 틀니를 제작하기 위해 치과의사와 아주 상세한 부분까지 상의하고, 제작하고, 수정하는 과정을 몇 번이고 반복하였으며, 이렇게 만들어진 여러 개의 틀니를 항상 가지고 다녔다고 한다. 그는 가장 자주 쓰던 틀니를 끼고 묻혔다.

이렇게 탄생한 틀니가, 치과의사와 환자의 하나 된 노력이, 멋진 연설을 가능케 한 것이다. 여기서 우리는 환자와 치과의사의 노력과 이를 바탕으로 한 협업이 가능할 때, 완벽한 치아 치료와 치아 건강을 얻을 수 있다는 점을 알 수 있다. 이 책, 『100살까지 제대로 꼭꼭 씹어먹자』는 바로 이것을 위해 존재한다. 여러분의 치아를 건강하게 오래 지킬 수 있는 방법을 같이 이야기해보자.

나는 23년차 치과의사이다. 치과대학을 졸업하고, 대학병원 보철과에서 인턴, 레지던트 과정을 마쳤다. 군복무 후에 개원하여 지금까지 환자 진료를 업으로 하고 있다. 나는 항상 바빴다. 하루 종일 몸이 부서져라 일한 날도 적지 않았다. 정신없이 일하면서도 이런 물음들이 생겼다.

'정말 이가 아픈 분이 많구나.'

'왜 이런 일들이 생길 수밖에 없는 걸까.'

치과와 치아에 대해 최소한의 지식과 정보만 있었더라면 충분히 예방할 수 있던 환자들이 병을 키워서 엄청나게 아파야만 치과에 오곤 한다. 안타까운 일이다. 이 책을 읽으면 달라질 수 있다. 아프지 않은 치아, 건강한 치아를 오래 지킬 수 있다. 이미 많은 환자들이 나와 함께 경험하고 있다.

치아 관리는 누구에게나 필요하다. 지금 아픈 치아가 없다고 절대 자만해서는 안 된다. 치통을 한 번이라도 겪어본 사람이라면 치과 치료가 얼마나 힘들고 비용이 많이 드는 것인지 알 것이다.

베테랑 치과의사의 20년 노하우를 이 책을 통해 최초로 공개한다. 이 책의 내용을 숙지하면 복잡하고 고통스러운 치과 치료로부터 치아를 안전하게 지킬 수 있다. 그것이 바로 『100살까지 제대로 꼭꼭 씹어먹자』의 주제이자 목표다.

이 책은 〈반드시 알아야 할 내용〉과 〈직접 해야 할 내용〉으로 구성되어 있다.

〈반드시 알아야 할 내용〉은 입속 주요 기관들의 구조와 기능과 질병, 대표적 치아 치료의 원리와 특징, 치과병의원의 구성과 의료전달체계 등에 대해 다루고 있다.

〈직접 해야 하는 내용〉은 치아를 스스로 관리하는 방법을 다룬다. 올바른 양치법과 바르게 씹기, 올바른 치과 선택과 치료, 의료진과의 의사소통, 정기 관리 등에 대해 이야기하고 있다.

이 책을 통해 더 많은 사람들이 건강한 치아를 오랫동안 지키고 관리할 수 있게 되기를 진심으로 바란다.

목차

1 당신의 치아 안녕하십니까?

4 당신이 절대 모를 치과와 치과의사의 비밀

5 치과로부터 치아를 보호하는 다섯 가지 방법

부록

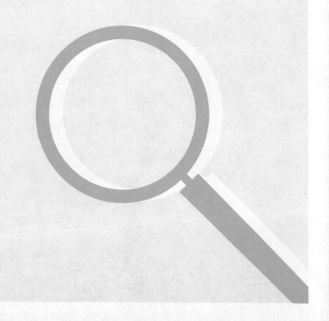

제 1장

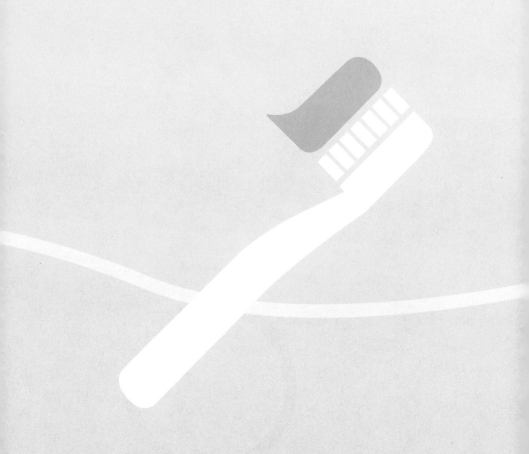

당신의 치아

안녕하십니까?

잘 먹어야
치아도 건강하다

  80대 할머니가 찾아오셨다. 치아가 몇 개 남지 않았다. 거동이 불편해 보이고 표정도 어둡다.

  치아가 빠지면 얼굴이 변한다. 한 개만 없어도 활짝 웃기 어렵다. 여러 개가 빠지면 입 주변이 꺼져서 합죽해지고 주름이 늘어나고 더 늙어 보인다. 자주 얼굴을 손으로 가린다. 말이 어눌해지고, 발음이 부정확해진다. 그 할머니가 딱 그랬다.

> 어떻게 오셨어요?
>   – 식구들이 가보라고 해서…
>
> 어디 아프세요?
>   – 아니…
>
> 잘 드세요?
>   – 끄덕끄덕…
>
> 이 빠진지 얼마나 되셨어요?
>   – 한 3년…

위 치아는 모두 빠졌고, 아래에 서너 개의 치아만 남아 있었다. 그래도 3년 동안 잘 드셨단다. 놀라울 뿐이다.

살기 위해서는 먹어야 한다. 못 먹으면 죽는다. 그래서 사람은 어떻게든 먹는다. 하지만 잘 먹는가는 또 다른 문제다. '먹다'는 씹고 삼키는 행동이다. '잘 먹다'는 음식을 골고루 잘 씹어 삼켜서, 소화까지 잘 시키는 것이다. 잘 먹어야 건강하다.

할머니는 죽이나 유동식만 드셨고 속이 항상 불편하다 하셨다. 잘 먹는 것이 아니었던 것이다. 그렇게 3년을 버티셨다니 참 안타까웠다. 잘 말씀드리고 치료를 시작했다. 4개월의 치료가 힘들긴 했지만, 임플란트로 잘 마무리되었다.

치료 후에 적응만 6개월이 걸렸다. 3년을 이가 없이 지내셔서 그런지, 다시 치아가 생겼을 때 굉장히 답답해하시고 불편해하셨다. 편안해지는 데에 6개월이 더 걸렸다. 방치된 기간이 길수록, 회복하고 적응하기도 시간이 오래 걸린다.

이제 잘 드신다. 김치도 드시고, 갈비도 뜯고, 못 드시는 음식이 없다. 표정도 밝아지고 말씀도 많이 하신다. 더 이상 얼굴 가리지 않고 잘 웃으신다. 많이 친해졌다. 늙은이를 너무 많이 먹게 만들었다고, 살이 쪄서 빼야겠다며 이가 보이게 활짝 웃으신다. 이럴 때 가장 기쁘다.

꼭꼭 씹어서 골고루 먹어야 잘 먹는 것이다. 치아가 불편하면 적당히 씹어 대충 삼키게 되고 피하는 음식이 늘어난다. 어떻게든 먹고 버티지만 몸은 약해진다. 체중이 빠지고 우울하다. 한쪽으로만 씹어서 턱이 아프고 얼굴이 틀어진다. 서서히 진행되기 때문에 익숙해지기 쉽다. 익숙해지면 별문제가 없다고 생각하게 된다. 건강한 치아로 제대로 잘 먹는 것이 중요하다.

잘 씹기 위해서는 건강한 치아가 기본이다. 치아가 건강하면 잘 씹을 수 있다. 외모나 발음에도 어색함이 없어진다. 사람의 치아는 상하좌우 7개씩 총 28개다. 28개 치아 모두가 제자리에서 조화롭게 일을 하는 것이 중요하다.

치아가 건강해야 잘 씹고, 잘 씹어야 치아가 건강을 유지한다. 이 균형을 유지하는 것이 아주 중요하다. 균형이 깨진 상태로 버티면서 한쪽으로만 대충 씹고 삼키면 전체 치아가 다 약해진다. 치아는 씹어야 깨끗해지고, 그 위치가 유지된다. 쓰지 않으면 그대로 있는 것이 아니다. 오히려 병이 난다. 충치와 잇몸병이 생기고, 치열이 틀어지면서 피해가 눈덩이처럼 커진다.

편측 저작(주로 한쪽으로만 씹는 습관)과 치주 질환의 연관성에 대한 연구를 보면, 양쪽으로 씹는 경우보다 한쪽으로 씹는 경우에 더 높은 질환 지수가 보고된다. 실제로 치과 치료 중에 일시적으로 한쪽으로만 씹어야 하는 시기가 있다. 신경치료를 받는 동안에는 그 치아 주변으로 씹으면 안 된다. 몇 주 정도의 기간이지만 똑같이 양치질을 해도 씹지 않는 부위 주변으로 치태와 치석이 더 많이 생기는 것을 보게 된다. 임플란트치료를 받을 때도 마찬가지다. 시술 부위 주변으로 2-3개월 이상 제대로 씹지 못한다. 그렇게 되면 주변 치아의 위치가 눈에 띄게 달라지고. 위아래 치아의 맞물림인 교합의 변화가 관찰된다. 모두 치료 후에 다시 씹기 시작해야 본래 상태로 회복된다.

게다가 한쪽으로만 씹을 때, 씹는 쪽의 치아는 깨지고 갈라지는 일을 피할 수 없다. 당장은 별문제 없어 보여도 결국 아픈 것은 시간문제다. 불편한 부위 없이 양쪽으로 꼭꼭 씹을 수 있어야 한다. 이것이 씹는 것과 치아 건강의 선순환이다.

반드시 양쪽으로 골고루 씹는다!

먼저 어떻게 씹고 있는지 직접 확인해보자. 씹고 삼킬 때 의식적으로 음식이 입안에서 어떻게 움직이는지 살펴본다. 별 생각 없이 하던 행동이라 못 느꼈겠지만 가만히 살펴보면 누구나 씹고 삼키는 데 일정한 패턴을 가지고 있다.

한쪽으로만 많이 씹는 사람이 의외로 많다. 불편한 부위가 있어서 피하다 보니 그렇게 되고, 치료 후에 편해져도 습관이 되어 계속 한쪽만 쓰게 된다. 너무 오래 계속되다 보니 왜 한쪽으로 씹게 되었는지 기억을 못하는 사람도 많다.

한쪽으로만 먹는 습관은 반드시 고쳐야 한다. 먼저 불편한 부위가 있다면 치료가 필요하다. 씹을 때 피하는 부위가 없어야 한다. 치료 이후에 습관 조절을 시작하는데, 일부러 안 씹던 부위를 적극적으로 사용해야 한다. 일정 기간 동안 안 씹던 부위만으로 씹는 것이 확실한 방법이다. 한번 익숙해진 습관은 잘 고쳐지지 않는다. 쓰지 않던 쪽으로만 계속 씹어서 습관이 될 정도가 되어야 균형이 맞춰진다.

씹는 행동은 무의식적으로 일어난다. 별 생각 없이 씹을 때도 양쪽 균형이 맞아야 한다. 습관을 고쳐야 한다면 씹을 때 의식적으로 음식의 움직임을 따라가보면 된다. 어느 쪽으로 씹고 있는지 살펴보고 일부러 음식을 몰아서 씹도록 한다. 신경을 쓰면 충분히 할 수 있다.

양쪽으로 균형 있게 씹는 것은 좋은 자세의 시작이다. 턱관절, 목, 어깨, 허리에 모두 영향을 끼친다. 균형이 깨지면서 나타나는 비대칭 현상은 자세에 특히 좋지 않다. 비뚤어지는 것이다. 이러한 비대칭이 씹는 습관에서 시작될 수 있다. 당장 아프지 않아 놓치기 쉽고, 바로잡기는 어렵다. 평소에 잘 살피는 노력이 필요하다.

피하는 음식 없이 잘 먹어야 몸이 건강하다. 무엇을, 어떻게 먹느냐가 몸 건강에 얼마나 중요한지는 더 말할 필요도 없다. 가리는 음식 없이 잘 먹는 것이 건강의 기본이다. 치아도 몸의 일부다. 몸에 병이 나면 치아에도 병이 난다. 잘 먹어야 치아도 건강한 것이다. 고혈압, 당뇨에서 치매까지 대부분의 성인병과 만성질환에서 치과 질환과의 연관성이 보고되고 있다. 치아를 지켜야 건강을 지키고, 몸이 편안해야 치아도 편안하다. 이것 역시 선순환이다.

잘 씹어 먹는 것에도 방법이 있다.

음식은 골고루 먹는 것이 좋다. 먹으면 안 된다기보다는 조심해야 할 음식이 있다. 방법을 알려드린다.

치아가 깨져서 오는 분들이 많다. 뭐 먹다 그랬냐고 물어보면 거의 비슷한 음식이 나온다. 요즘은 치킨이 가장 많은 것 같다. 치킨에 작은 뼛조각이 씹히면서 치아가 깨진다. 치킨을 안 먹을 수는 없으니 좀 조심하는 것이 좋다. 첫입을 조금 살살 씹으면 된다.

처음부터 있는 힘껏 꽉 씹다가 뼈가 걸리면 바로 깨진다. 처음에 조금만 살살 씹어도 뼈가 느껴지면 바로 피할 수 있다. 씹는 단계를 나누기를 권한다. 처음 씹을 때는 어금니를 끝까지 닿게 하지 말고 살짝 뜬 상태로 한번 씹는다. 다음 단계로 끝까지 꼭꼭 씹는다. 맛도 더 좋고 치아도 보호할 수 있다. 모든 음식에 익숙해지면 돌을 씹는 것도 피할 수 있다.

다음으로 흔한 음식이 게장이다. 껍질이 꽤 단단하다. 껍질을 부수는 처음 동작은 살살 하고, 어느 정도 부서진 상태에서 꼭꼭 씹어 먹자. 훨씬 수월하다.

마른 오징어도 조심해야 할 음식이다. 너무 단단하다. 반건조 오징어를 먹거나 좀 불려서 연하게 먹기를 권한다. 먹는 양이나 횟수도 좀 줄이는 편이 좋다. 가끔은 좋지만 자주 먹을 음식은 아닌 것 같다. 쌀을 포함한 곡류는 익혀서, 얼음이나 사탕은 녹여서 먹는다. 견과류는 건강에는 좋지만 치아에는 약간 부담된다. 아몬드 정도까지가 적당하다. 이보다 단단하면 조심하는 편이 좋겠다. 껌은 너무 오래 씹지 않는다. 단물이 빠질 정도로만 즐길 것을 권한다.

앞니로 끊어 먹는 것도 방법이 있다. 사과를 통째로 입을 크게 벌려서 앞니로 베어 먹으면 경쾌한 소리까지 난다. 시원하다. 젊어서는 이렇게 먹는 것이 당연하다. 나이 들어 잇몸이 약해지면 이렇게 못 한다. 조심해야 한다. 작게 잘라서 먹자. 번거롭지만 아픈 것보다는 낫다.

앞니로 잘라 먹는 음식에서 면류나 빵 정도는 무난해야 한다. 이 정도가 힘들면 치과에서 빨리 치료를 받는 것이 맞다. 사과나 오이 정도면 베어 먹는 게 가능해도 좀 작게 잘라서 먹는 것을 권장한다. 이보다 강한 당근 이상의 음식은 앞니를 쓰지 않는 것이 좋다. 특히 마른 오징어를 포함한 건어물을 앞니로 잡아 뜯어 먹는 것은 금물이다. 치아가 빠지는 경우도 많이 봤다.

사실 치아가 깨지는 가장 큰 원인은 음식이 아니라 치아에 난 병이다. 충치나 잇몸병이 생겨서 약해진 치아에 힘이 가해지면서 사고가 난다. 일단 사고가 나면 치료는 복잡하다. 아프기 전에 미리미리 치료해야 할 이유다.

음식은 넘쳐나지만 의외로 영양 부족이나 불균형은 늘고 있다. 좋지 못한 식습관 때문이다. 적어도 치아가 불편해서 피하는 음식은 없었으면 한다.

잘 먹고 있는가? 못 먹는 음식 없이 야물게 꼭꼭 잘 씹는가? 찬찬히 따져보라. 뭔가 불편하여 한쪽으로만 씹고 있나? 시릴까 봐 두려워 찬 음식은 손도 못 대는가? 음식이 낄까 봐 두려워 차라리 덜 먹고 만다고 여기지는 않는가? 꽉꽉 씹으면 불편해서 무른 것만 찾아 먹고 있나? 앞니로 먹기 어려워서 잘게 잘라서 먹고 있지는 않은가?

치아가 건강해야 잘 먹는다. 잘 먹어야 치아도 건강하다. 선순환이라 말씀드렸다. 잘 못 먹으면 치아가 건강하지 않은 것이다. 아픔이 기준이 아니다. 좀 더 민감해질 필요가 있다. 아무리 큰 병도 모두 작은 증상에서 시작된다. 사소한 불편함에도 주목하자. 불편함은 치아가 지켜달라고 말하는 것이다. 치아의 말에 귀를 기울이고 관심을 갖자. 이것이 치아를 지키는 첫걸음이다.

잘못된 지식이
치아를 망친다

스케일링할 때 치아를 갈아내서 너무 시려요. 다시는 안 해요!

자주 듣는 말이다. 정말 그럴까? 절대 아니다. 스케일링은 치석을 떼어 내는 과정으로 절대 치아를 갈아낼 수 없다. 사용하는 기구 자체가 갈아내는 것이 불가능하다. 치아를 망치는 대표적인 잘못된 지식이다. 스케일링은 치아 관리에 아주 중요하다. 꼭 필요하다.

잇몸병, 전문 용어로 치주질환이라 부른다. 건강보험심사평가원이 2019년 자료를 집계하여 2020년 발표한 외래 다빈도 상병통계에서 잇몸병은 처음으로 감기를 제치고 환자 수와 치료비용 모두 1위로 등극하였다. 사람 몸에 생기는 모든 병 중에 가장 흔한 병이라는 뜻이다. 누구나 감기에 걸리듯이 잇몸병도 누구나 가지고 있다. 이 병에는 스케일링이 특효약이다.

잇몸병은 쉽게 말하면 음식 찌꺼기가 남아서 잇몸에 염증이 생긴 것이다. 지저분한 병이지만 정말 흔하다. 잇몸이 붓고 피나고 아프다. 그냥 두면 결국 치아가 흔들리고 빠진다. 성인이 치아를 잃는 원인 1위이다. 무서운 병이다.

치아가 깨끗하면 잇몸병은 절대 안 생긴다. 모든 치아는 하나씩 자세히 보면 표면에 굴곡이 있다. 그리고 어떤 위치에서든 좌우로 연속된 두 개의 치아는 서로 닿아 있고, 잇몸 쪽으로 공간이 있다. 옆면이 곡선이기 때문이다. 치아와 잇몸이 만나는 부위에도 뿌리 쪽으로 굴곡이 있다. 음식을 먹으면 이러한 굴곡이나 치아 사이 공간으로 찌꺼기가 들어간다. 생긴 것이 그러니 당연한 일이다. 어떻게 깨끗하게 유지하느냐가 관건이다.

나이가 들수록 잇몸은 약해지고, 치아 사이가 느슨해진다. 음식이 더 많이 낀다. 잇몸병도 더 잘 생긴다. 음식이 끼면 정말 괴롭다. 당해보지 않은 사람은 모른다. 뭐만 먹으면 바로 끼고, 냄새나고 답답하다. 차라리 끼는 음식은 아예 안 먹는다고 하는 사람도 많이 봤다. 그래도 깨끗하게 유지해야 한다.
닦는 것은 매일 하는 양치질이 기본이다. 대부분의 찌꺼기를 닦아낸다. 많이 끼는 치아 사이는 치실, 치간칫솔이 필요하다. 치아 사이에 낀 음식은 잘 빠지지 않는다. 치실과 치간칫솔이 아주 유용하다. 익숙해지면 쉽게 쓴다(구체적인 양치법과 치실, 치간칫솔 사용법은 부록으로 따로 정리하였으니 참고하시길). 모든 방법을 동원해서 닦아도 완전히 깨끗하게 하기는 불가능하다. 잘못 닦아서가 아니다. 치아가 생긴 모양 때문이다. 스트레스 받을 필요 없다.

계속 안 닦이는 부위가 생기고, 남은 음식 찌꺼기는 입안 세균의 먹이가 된다. 이렇게 결합된 찌꺼기와 세균은 치아에 붙어서 단단하게 굳는다. 음식 찌꺼기를 치태, 단단하게 굳은 것을 치석이라 부른다. 치태는 닦이지만 치석은 안 닦인다. 각종 연구와 실험들을 종합하면 치태가 치석으로 바뀌는 데 걸리는 시간은 24시간 정도다. 양치를 하루만 빼먹어도 생긴다는 것이다. 지저분하지만 어쩔 수 없다. 누구나 그렇다. 치석을 어떻게 관리하느냐가 중요하다. 이 치석을 그때그때 아프기 전에 청소하는 것이 스케일링이다.

치석이 많아지고 오래 방치되면 잇몸병이 생긴다. 염증이 생겨서 붓고, 피나고, 아프다. 이 증상들은 처음에는 약하다. 반복되면서 점점 심해진다. 그냥 버티다가 흔들리는 느낌이 나고 아프니 결국은 치과에 간다. 의사가 보고 바로 이를 빼야 한다고, 다른 방법이 없다고 한다. 이런 분들이 하루에도 여러 명 온다. 정말 안타깝다. 평소에 스케일링만 해도 이렇게까지는 절대 안 된다.

스케일링이 처음이거나 오랜만이면 치석이 많다. 굉장히 더럽다. 치아가 검고 냄새가 난다. 본인만 모르고 있다. 가족들은 입 냄새가 난다고 난리다. 대부분의 연구 논문들이 입냄새의 80% 이상이 치아 때문이라고 말한다. 메틸 메르캅탄Methyl mercaptan이라는 원인 물질로 인해 음식 썩는 냄새가 나는 것이다. 악취도 이런 악취가 없다. 스케일링만 해도 훨씬 좋아진다. 다른 입냄새 원인으로는 위장관계 문제나 비염 등이 있지만 냄새 자체가 다르다. 치과에서 감별이 가능하다.

입냄새가 심한 사람들의 입안을 보면 대부분 치석이 가득하다. 치아에 붙은 치석은 그 느낌이 꼭 치아와 비슷하다. 치석과 치아가 붙어서 한 덩어리로 느껴진다. 그리고 자기 입냄새는 원래 잘 못 느낀다. 강한 냄새가 지속되면 후각이 쉽게 마비되기 때문이다. 가까운 사람들에게 혹시 입냄새가 나는지 물어볼 필요가 있다.

치석이 많으면 스케일링 후에 시리고 아프다. 이미 잇몸병이 생긴 것이다. 서서히 진행해서 잘 모르고 있었을 뿐이다. 스케일링의 문제가 아니다. 시리고 아파도 잇몸병이 더 퍼지는 것은 막아야 한다. 스케일링은 보이는 치석을 마취 없이 제거하는 것이다. 스케일링 받기가 너무 힘들다면 마취를 하는 것도 한 방법이다. 의사와 상의하면 된다.

치석이 방치되면 치아 표면에서 잇몸 깊숙한 안쪽으로 점점 더 파고든다. 스케일링만으로는 모두 제거하기 어렵다. 치석이 남아서 계속 피가 나고 아프고 불편하다. 이때는 잇몸치료가 필요하다. 마취하고 부위를 나눠서 보다 전문적으로 치료한다.

스케일링은 치석을 없애는 잇몸치료의 시작이다. 반드시 필요하다. 할지 말지 고르는 것이 아니다. 닦이지 않는 부분은 반드시 생기니 특수한 기구들을 이용해서 청소한다. 일 년에 한두 번은 꼭 해야 한다. 얼마나 자주 할지는 잇몸의 상태에 따라 다르기 때문에 치과에서 상의가 필요하다. 매일 양치하듯이 스케일링도 정해놓고 하는 것이 맞다. 전체 치아를 청소하면서 구석구석 상태를 파악하게 되니 관리도 받는 셈이다. 충치나 빠른 치료를 요하는 부위도 알게 된다. 여러 가지로 유용하다. 스케일링 후에 간단한 체크와 검사도 요청하자.

요즘은 스케일링에 초음파를 이용한 기구를 많이 사용한다. 치아에서 진동이 느껴지고 물이 나온다. 여기서 이를 갈아내는 느낌이 들 수 있다. 하지만 실제는 절대 그렇지 않다. 치석이 단단하게 많이 붙어 있으면 좀 더 시큰하다. 모두 정상이다. 충치가 있거나 뿌리가 드러난 부위는 훨씬 더 시리다. 이런 치아는 별도의 치료가 필요하다.

스케일링할 때 치아가 시리면 그냥 물어보면 된다. 직접 치료한 치위생사나 치과의사가 정답을 알고 있다. 치아의 상태는 사람마다 다르고 시린 이유도 다양하다. 정확한 이유는 직접 치료한 사람이 가장 잘 안다.

치아 정보가 넘쳐난다. 위와 같이 아예 잘못된 정보도 있지만, '아마도 그럴 것이다' 식의 정보도 많다. 인터넷으로 검색되는 정보는 대부분 이렇다. 기본 지식은 되어도, 현재 상태를 직접 판단하기는 무리다. 나도 병원 홈페이지에서 온라인 상담을 하고 있다. 질문글만 보고 정확하게 대답하는 것은 불가능하다. 대략적인 정보는 주지만, 결국은 치과에서 직접 검진이 필요하다는 말로 마무리한다.

실제 병의 진단은 어렵다. 고려해야 하는 내용이 많고 전문적이다. 미리 짐작하여 스스로 병을 결정하면 안 된다. 정보 자체의 문제가 아니다. 다루는 방식의 문제다. 지식의 잘못된 적용이 치아를 망친다.

내 상태가 어떤지, 어떤 경우에 해당하는지를 알기 위해서는 지식을 적용해야 한다. 이를 위해서는 의료진에게 물어보는 게 가장 확실하고 안전하다.

기본 지식이 많으면 도움이 된다. 의료진과 대화가 쉽고, 이해도 빠르다. 병원 사람들도 반긴다. 물어보고 상의해서 결론을 내자. 서로 존중하는 자세가 필요하다. 만족스럽지 못하거나 의심스러우면 다른 치과에도 가보는 것이 현명하다.

> 스케일링할 때 치아를 갈아내서 너무 시려요. 다시는 안 해요!

잘못된 지식이다. 큰일난다. 스케일링은 꼭 해야 한다. 섣불리 판단하지 말자. 시리면 왜 시린지 물어보는 것이 순서다. 그리고 대답을 듣고 판단하자. 치과 치료 정보는 이해하기 어려운 내용이 대부분이다. 전문가의 의견을 충분히 참고하여 잘 이해한 다음에 치료에 대한 중요한 결정을 직접 내리는 것이 올바른 순서다.

시린 치아를 치료해야 한다면 그냥 치료받으면 된다. 너무 오랜만에 해서 그렇다면 일단 기다려본다. 그 다음에 더 자주 하면 된다. 치과의 의견이 미덥지 않으면 다른 치과에 가서 더 물어본다. 그 정도 노력은 당연하다. 이것이 전문 지식에 대한 올바른 태도다. 어떤 상황에서도 기억해야 할 것은, 당신의 치아를 지키기 위해서는 스케일링이 반드시 필요하다는 것이다.

일반인 90%가 모르는
치아 지식

1. 감기와 치통은 다르다

이가 아프다. 일단 약을 먹는다. 덜 아프다. 다 나았나 보다…
천만의 말씀이다.

감기는 약 먹고, 푹 쉬면 낫는다. 몸이 바이러스를 이기고 회복한다. 치통은 감기와 다르다. 워낙 흔한 병들이라 비슷해보일 수는 있다. 그러나 아픈이는 약 먹어서 낫지 않는다. 진통제로 버틸 수 있지만 곧 다시 아프다. 충치 통증은 진통제로 계속 버티면 잠깐 줄어들기도 한다. 하지만 회복된 것은 아니고, 치아가 죽은 것이다. 결국 또 아프다. 그리고 훨씬 복잡한 치료가 기다린다.

치과는 외과 분야 중 하나다. 간단히 말하면 약을 쓰면 내과, 수술을 하면 외과다. 치통은 충치와 잇몸병이 대부분이다. 충치는 윙윙 갈아 없애고, 치석은 빡빡 긁어내야 한다. 약으로 없어지지도 않거니와 몸이 그냥 이겨내지 못한다. 시간만 지나서는 절대 낫지 않는다. 치과에서 직접 치료를 해야 끝난다. 사방에 있는 그 많은 치과가 다 먹고 사는 이유다.

감기는 회복되면 몸이 이전으로 돌아가 완치된다. 충치나 잇몸병은 그렇지 않다. 충치는 썩은 부위를 없애는 것이 치료다. 없어진 부위를 때우거나 씌워야 다시 씹을 수 있다. 이전의 건강한 상태로 돌아간 것이 아니다. 완치가 아니라 뭔가로 보강해서 비슷하게 만들어놓는 것뿐이다. 금니가 대표적이다. 치료가 끝나면 느낌은 비슷하지만, 확연히 다른 상태다.

잇몸병은 치석과 염증을 제거하는 것이 치료다. 잇몸에 염증이 생기면 잇몸뼈가 없어진다. 한번 없어진 잇몸뼈는 다시 생기지 않는다. 붓고, 피나고, 아픈 것은 좋아지지만 사라진 잇몸뼈는 회복이 안 된다. 치료 전과 비교하면 완전히 다른 상태다. 충치치료나 잇몸치료는 완치가 아니라 보완과 유지라 하겠다. 더 나빠지지 않는 것이 최선이다.

감기가 수시로 오듯이 충치나 잇몸병도 계속 반복된다. 비슷해 보이지만 내용은 완전히 다르다. 감기가 병이 생기고 완치되는 과정의 반복이라면, 충치나 잇몸병은 점점 더 나빠지고 치료가 복잡해지는 과정의 반복이다. 치아나 잇몸은 재생되지 않기 때문이다. 결국은 치아가 빠지면서 수명이 다하는 것을 보게 된다.

요즘은 치과가 발전해서 많이 좋아지기는 했다. 병이 나도 금방 아프지 않게 만든다. 충치는 때우고, 씌워서 다시 쓰게 만든다. 이가 빠져도 임플란트를 해서 대체한다. 원래 치아와 비슷하다. 하지만 어떤 치료보다도 치료가 필요 없는 건강한 상태가 훨씬 좋은 게 당연하다. 그냥 건강한 자연 치아가 제일 좋다. 이를 위해서는 평소에 세심한 관리가 필요하다. 관리는 일찍부터, 철저하게, 좋은 치과에서 해야 한다.

2. 치아는 먹는 도구다

하루 세 번 이상 식사한다, 간식도 먹는다. 한 입에 대략 열 번은 씹는다. 최소 하루 500번 이상 위아래 치아가 부딪친다. 1년이면 20만 번 이상이다. 80세 수명이면… 계산도 어렵다. 박수를 10번만 쳐도 손이 아프고, 100번이면 아프고 붓는다. 더 치면 손바닥에 물집이 생긴다. 치아가 부딪치는 횟수가 얼마나 많은지 알 수 있다.

먹는다는 것은 씹어서 삼킨다는 뜻이다. 음식을 씹는다. 부서지고 작아진다. 작아져야 삼킬 수 있고, 삼킬 수 있어야 소화시킬 수 있다. 얼마나 세게 씹을 수 있을까? 갈비를 뼈에서 뜯어내고, 게 껍질을 씹는다. 얼음과 알사탕, 견과류, 각종 나물, 심지어 생쌀도 씹는다. 특히 우리나라 음식에 단단하고 질긴 것이 많다.

입을 열고 닫는 데 사용하는 근육이 10개가 넘는다. 섬세한 운동이 가능하고 강한 힘을 발휘한다. 성인의 치악력, 즉 깨무는 힘은 100kg이 넘는다.

근육의 힘이 치아를 통해 전달되어 씹는 구조다. 웬만한 성인 남성의 몸무게보다 큰 힘을 내는 셈이다.

씹는 대상의 온도 차이도 크다. 아이스크림부터 막 구운 고기까지 무리 없이 씹는다. 섭씨 80도 이상의 차이다. 극한의 자동차 성능 실험도 섭씨 60도 이상 차이나게 구성하진 않는다. 치아의 업무 환경이 훨씬 더 가혹한 셈이다.

치아는 도구다. 사용 횟수, 하중, 온도 변화 모두 극한의 경지다. 버티는 것이 용하다. 부딪치면 닳아서 없어지고, 하중이 커지면 깨지고 금이 간다. 너무 차갑거나 너무 뜨거우면 시리고 아프다. 조금만 살살 쓰자.

음식을 가려먹을 필요는 없다. 평소 염두에 두기만 해도 된다. 생쌀이나 오돌뼈는 피하자. 마른 오징어도 줄이자. 얼음이나 알사탕은 녹여서 먹자. 치아를 씹는 용도 외로 쓰지 말자. 이로 병뚜껑을 따거나 물건을 자르지 말자.

3. 안 아파도 그냥 치과에 가자

세상에서 제일 가기 싫은 곳이 치과라는 고백을 많이 듣는다. 계속 버티다가 잠을 못 잘 정도가 되어야만 간다. 그럴수록 병이 심해진다. 병이 심하니 치료도 아프고 힘들 수밖에 없다. 자연스레 나쁜 기억이 남는다. 그 기억 때문에 치과에 더 안 간다. 악순환이다. 치과 책임도 있다. 의료기관이라면 치료만이 아니라 예방 및 관리의 책무도 있다. 이제는 달라져야 한다.

치아는 강하다. 하지만 치아를 약화시키는 요인들은 그보다 더 강하다. 탈 나는 것이 오히려 더 자연스럽다. 그렇기 때문에 충치나 잇몸병이 누구에게나 생기는 것이다. 한번 생기면 그냥 없어지지 않는다. 계속 진행된다. 심해지기 전까지는 느낌도 없다. 치료해도 회복되어 낫는 것이 아니다. 더 나빠지지 않게 막는 것뿐이다. 이것이 현실이다. 대단히 어려운 상황이다. 하지만 이제 비밀을 알았으니 현명하게 대처하자. 관리만이 살 길이다.

그냥 치과에 가자. 안 아파도 일 년에 한두 번은 가는 것이 좋다. 아프지 않아도 치료가 필요한 부위는 있기 마련이다. 이 시기에는 치료를 받아도 훨씬 쉽고 덜 아프다. 비용도 적다. 관리는 이렇게 하는 것이다. 물론 믿을 수 있는 좋은 치과를 가야 하겠지만 말이다.

치아 건강 자가 테스트

O, X로 표시하세요.

- 지금 아픈 치아가 있다.

  ········

- 가끔 아픈 치아가 있다.

  ·······

- 지금 흔들리는 치아가 있다.

  ········

- 가끔 흔들리는 치아가 있다.

  ·······

- 이를 빼고 그냥 둔 부위가 있다.

  ········

- 치료를 중단한 치아가 있다.

  ········

- 몸이 피곤하면 잇몸이 붓고 피가 난다.

  ·······

- 양치할 때 피가 난다.

  ········

- 양치할 때 시리다.

  ········

- 주로 한쪽으로 씹는다.

  `- - - - - - -`

- 씹기 불편한 치아가 있다.

  `- - - - - - -`

- 전체적으로 음식이 많이 낀다고 느낀다.

  `- - - - - - -`

- 먹기만 하면 항상 끼는 위치가 있다.

  `- - - - - - -`

- 음식이 끼면 잘 빼지 못하고 불편한 위치가 있다.

  `- - - - - - -`

- 치아에 검은 점이 보인다.

  `- - - - - - -`

- 입 냄새가 난다.

  `- - - - - - -`

- 차고, 뜨겁고, 단(초콜릿, 사탕 등) 음식에 불편한 치아가 있다.

  `- - - - - - -`

- 찬 음식을 피한다.

  `- - - - - - -`

- 치아가 깨져서 표면에 거친 느낌이 난다.

  `- - - - - - -`

- 전체적으로 색이 검게 변한 치아가 있다.

  `- - - - - - -`

- 잇몸에 뭐가 난다.

  `- - - - - - -`

- 잘 때 이를 간다.

  `- - - - - - -`

- 긴장하면 어금니를 꽉 문다.

  `- - - - - - -`

- 단단한 음식(얼음, 사탕, 마른 오징어 등)을 씹어먹길 좋아한다.

- 턱이 자주 아프고, 입이 크게 안 벌어진다.

- 1년 동안 치과 방문한 적이 없다.

'O'가 하나라도 있으면, 치과의사의 확인이 필요하다.
최대한 빨리 치과를 방문해서 검사와 치료를 받아보기 바란다.

결국 끝까지
꼭꼭 씹어먹는 것이 목표다

치아의 기능은 크게 세 가지다. 씹는 것과 말하는 것과 모양을 내는 것. 이가 빠졌다 생각하면 금방 감이 온다.

모양은 심미적인 것을 말한다. 치아는 얼굴 모양의 일부다. 앞니가 빠지면 얼굴의 균형이 완전히 무너진다. 여러 개의 치아가 빠지면 급격하게 전체 얼굴 모양이 변한다. 심미적으로 모두 나빠지는 것이다.

말하는 것은 발음이다. 사람이 소리를 만드는 것 또한 신비롭고 대단한 과정이다. 치아가 여기에 관여한다. 이가 빠지면 소리가 제대로 나지 않는다. 발음이 샌다고들 한다. 정확한 소리를 내기 어렵다.

씹는 것은 가장 중요하고 기본적인 기능이다. 위아래 치아가 닿아서 음식을 부수고 작게 만들어 삼킬 수 있게 한다. 씹어서 삼키는 것도 자세히 살펴보면 놀라운 과정이다. 치아가 주된 역할을 한다.

양치를 잘 하고 치과를 열심히 다녀서 치아를 지키는 이유는 이러한 기능들을 잘 유지하기 위해서다. 앞니만 잘 있어도 얼굴 모양은 크게 문제되지 않는다. 발음도 앞니 쪽에 틈이 크지만 않으면 잘 된다. 잘 씹을 수만 있다면 모양이나 발음은 같이 해결이 되는 기능이다. 문제는 씹는 것이다.

꼭꼭 씹어서 먹을 수 있다는 것 자체가 도전이다. 피하는 음식 없이 전체 치아를 잘 써서 씹을 수 있어야 한다. 시리거나 아프고 흔들리는 치아가 있으면 그 부위는 피하고 씹게 된다. 빠진 치아가 있다면 그 주변으로는 씹기 어렵다. 음식이 많이 끼는 부위가 있다면 씹기를 피하거나 덜 끼는 음식을 찾는다. 꼭꼭 씹지 못하는 것이다.

제대로 씹기 위해서는 일단 모든 치아가 있어야 한다. 그리고 씹기를 피하는 부위가 없어야 한다. 치아를 잃어도 임플란트나 브릿지, 틀니치료가 있다. 시리거나 아프거나 흔들리거나 음식이 많이 낀다면 충치치료나 신경치료, 잇몸치료가 있다. 결국 모든 치과 치료가 잘 씹는 것을 목표로 한다고 해도 과언이 아니다.

적당히 씹는 것이 아니라 제대로 꼭꼭 씹어야 한다. 하나의 치아라도 놓치면 안 된다. 빠지거나 불편한 치아 하나가 전체 치아를 무너뜨린다. 서서히 변한다. 못 씹는 부위가 생기면 특정 부위만으로 씹는 습관이 생긴다. 고치기가 아주 어렵다. 씹지 않는 치아와 너무 많이 씹는 치아 모두 병이 난다. 점점 먹기가 힘들고 얼굴까지 틀어지게 된다.

하나의 치아도 놓치지 말고 문제가 생긴 즉시 해결하는 것이 방법이다. 치료하지 않고 방치하면 사소한 불편함이 계속 생긴다. 버티고 참다 보면 적응이 되지만 그것은 병이 나아서가 아니다. 생존을 위해 어떻게든 먹게 되는 것이다. 그러면 병을 키우는 셈이 된다. 균형 잡힌 건강한 치아 상태를 계속 유지하는 것이 중요하다. 포기하고 방치하면 안 된다. 참고 버텨서 익숙해지는 것이 아니라 사소한 불편함에도 주의하고 관리해서 건강한 상태를 유지해야 한다.

건강한 치아는 몸 건강과 밀접한 관계가 있다. 잘 먹어야 영양 공급이 잘되어 건강해진다. 말은 간단하지만 실제로 좋은 음식을 잘 씹어서 즐기는 것은 큰 복이다. 치아가 오복 중 하나인 것이 이 때문이다. 잘 요리된 고기나 김치 정도는 충분히 즐기면서 먹을 수 있어야 한다. 하지만 말처럼 쉽지 않다. 자신 없으면 바로 치과에 가보는 것이 상책이다.

요즘 연구 중에 씹는 것과 치매와의 연관성이 주목받는다. 꼭꼭 씹는 것이 뇌에 좋은 자극을 준다는 것이다. 건강한 치아로 음식을 씹으면 치아와 턱뼈를 연결하는 인대가 느껴진다. 치아가 조금씩 눌리면서 힘을 받는다. 꼬옥꼬옥, 잘근잘근 씹는다는 말은 이것을 의미한다. 이 글을 읽고 계시는 분들도 직접 한번 해보시라. 좋은 느낌을 받을 것이다.

이러한 자극은 뇌에 혈액을 공급하여 치매를 줄인다. 꼭꼭 씹을 때마다 뇌에 신선한 피가 공급되면서 의식을 깨우는 것이다. 대략 한 번 씹을 때 3ml 정도의 혈액 순환이 측정된다. 씹는 횟수를 생각하면, 적어도 한 번의 식사에 한 컵 이상의 혈액이 뇌에 공급되는 셈이다. 상당한 양이다. 실제로, 치아가 부실하거나 잘 못 씹는 환자들은 치매에 걸릴 확률이 두 배 이상 높아진다.

치아와 잇몸뼈가 인대(힘줄)로 연결되어 있는 구조가 놀랍다. 씹을 때 필요한 힘은 입을 벌리고 닫는 저작근이라는 근육을 통해 얻는다. 10개가 넘는 근육이 관여하여 실을 끊을 정도의 미세한 움직임을 만들어내기도 하고, 어른 몸무게 이상의 강한 힘을 자아내기도 한다. 인대로 연결된 구조가 이 힘을 효과적으로 치아에 전달한다. 이것을 치주인대라 부른다.

인대는 늘어나기도 하고 줄어들기도 한다. 신축성이 있는 것이다. 강한 힘이 가해지면 눌리면서 버티다가 약간씩 움직인다. 보통 머리카락 굵기 정도의 움직임인데, 꼭꼭 씹으면 이 움직임을 느낄 수 있다. 뇌에 상쾌한 자극을 주는 좋은 느낌이다.

이 느낌은 중독성이 있다. 그래서 집중을 요할 때 뭔가를 씹는다. 뇌에 자극을 주는 것이다. 일시적으로 효과를 볼 수 있지만, 지나치면 치아나 턱관절에 병이 난다. 딱딱한 음식을 일부러 찾아 먹거나 얼음이나 알사탕을 치아로 깨서 씹어 먹는 것을 특별히 좋아하는 사람들이 있다. 하지만 절대 피해야 할 습관이다. 좋은 자극도 과하면 곤란한 법! 보통의 식사에서 천천히 꼭꼭 씹어먹는 정도의 자극이면 충분하다.

이 놀라운 자극은 자연적으로 난 치아에서만 가질 수 있는 느낌이다. 임플란트나 틀니에서는 느낄 수 없다. 임플란트는 턱뼈와 직접 붙는다. 치주인대라는 완충 구조가 없다. 단단하지만 유연하지 않으니 강한 힘에 잘 부러진다. 틀니는 말할 것도 없다. 강한 힘으로 꼭꼭 씹는 것 자체가 어렵다. 자연 치아를 건강하게 최대한 오래 간직해야 하는 또 하나의 이유다.

 치주인대의 좋은 느낌은 치아가 건강한 상태일 때만 가능하다. 염증이 생기면 붓거나 시린 느낌이 나고 불편해진다. 피하는 음식 없이 모든 치아를 사용해서 꼭꼭 씹을 수 있다면 치아가 건강하다는 뜻이다. 이 느낌이 중요하다.

 꼭꼭 씹을 때의 탄력 있는 짱짱한 느낌을 모든 치아에서 유지하기 바란다. 매일 양치하고 정기적으로 스케일링과 치과 검진을 받고, 수시로 필요한 치료를 받는 것은 모두 이 느낌을 유지하기 위한 것이다.

제 2장

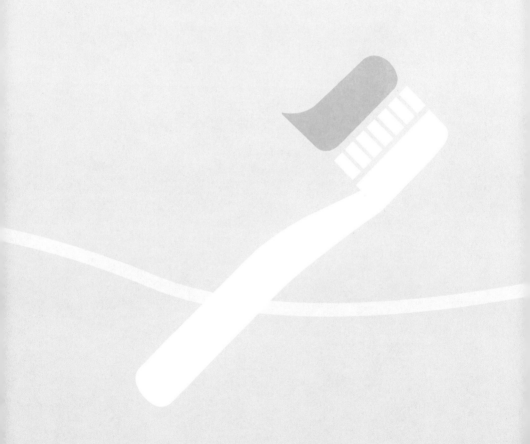

치과 선택이
모든 것을 좌우한다

좋은 치과를 선택하는
기막힌 방법

좋은 치과란 어떤 것일까? 한 마디로 치료를 잘해주는 곳이다.

그렇다면 좋은 치료란 어떤 것일까? 받을 때 아프지 않고, 받고 나서 편안하고, 그 편안함이 오래 유지되는 것이다. 세 가지 모두 중요한 사항이다. 이를 위해서는 치료하는 사람의 높은 집중력과 실력이 필요하다. 그 중에도 편안함을 오래 유지하는 것이 가장 어려운 과제다.

치료 중의 통증은 마취로 거의 해결된다. 그렇기에 마취를 충분히 하고 시작해야 한다. 사람마다 마취에 대한 반응은 다르다. 같은 양의 마취를 하고 시작해도 치료하던 도중에 느끼는 감각은 제각각이다. 아프다고 하면 마취를 추가한다. 대부분 안 아프게 되지만, 가끔 염증이 아주 심하면 마취가 덜 되는 경우도 있다. 그럴 때는 최대한 천천히 조심해서 해야 한다.

아직까지 아파서 치료를 못 끝낸 경우는 한 번도 없었다. 만일 본인이 통증에 민감하고 공포감이 크면 미리 의료진에게 얘기하는 것이 좋다. 마취에 좀 더 신경을 쓰면 시간은 더 걸리지만 확실히 덜 아프다.

보통 치료 후의 편안함을 치과의 실력으로 생각한다. 이제 안 아프고, 다시 씹을 수 있고, 모양도 좋기 때문이다. 사실 이렇게 하는 것도 쉬운 일이 아니다. 아픈 곳을 찾아서 먼저 처치해야 하는데, 대부분 염증이 원인이므로 충치치료, 신경치료, 잇몸치료를 한다. 필요하면 치아를 빼야 할 때도 있다. 통증이 없어지면 기능을 회복한다. 때우고, 씌우고, 이를 새로 해 넣는다. 치과 몇 번 가면 끝나는 것 같겠지만 이게 끝이 아니다.

사람은 계속 음식을 먹고, 치아는 계속 사용된다. 차고, 뜨겁고, 단단하고, 질긴 음식이 들어온다. 이 모든 음식을 물고 뜯고 갈고 씹는다. 이런 가혹한 조건에서도 편안함이 오래 유지되어야 한다. 결국은 어딘가 또 아프기 시작한다. 새로운 곳이 아플 수도 있고 예전에 치료를 받은 곳이 다시 아플 수도 있다.

때우고, 씌우고, 이를 해 넣은 부위는 수명이 있다. 수명이란 다시 치료해야 하는 시점을 뜻한다. 얼마나 오랫동안 편안한가? 그것은 치과의사의 실력과 환자의 관리 능력이 합쳐진 결과다. 평균 수명은 있지만 그 이상 사용하는 것이 목표다. 도전적인 과제인 동시에 가장 어려운 과제이다. 치료가 얼마나 오래 가는지는 다시 불편해져야 알게 된다. 치료 직후에는 알 수 없다. 가장 중요한 것을 마지막에 알게 되는 셈이다.

당장 안 아프지 않고, 치료가 잘된 느낌은 의사가 정해진 치료를 잘 하기만 해도 충분히 만들 수 있다. 하지만 얼마나 오래 가는가는 다르다. 의사의 실력과 환자의 관리 능력이 합해져서 드러난다. 협업인 셈이다.

환자의 관리 능력이란 치료 후에 얼마나 깨끗하고, 소중하게 유지하느냐를 말한다. 양치질, 치실, 치간칫솔 등으로 치아를 깨끗하게 잘 닦고, 치아에 나쁜 음식이나 좋지 않은 습관을 피하자. 치과 정기 점검도 철저하게 하자. 이런 환자의 관리와 의료진의 도움이 병행되면 건강한 치아를 더 오랫동안 유지할 수 있다.

치과 또한 치아를 잘 닦고, 깨끗하게 유지하는 방법을 교육해야 한다. 음식에 대한 정보 전달, 습관 조절이나 치료 등이 교육의 내용이 될 것이다. 치과 정기 점검도 잘 챙겨주는 치과가 따로 있다. 치과마다 차이가 많다.

그러니 치과를 대충 골라서 가면 얼마 못 가서 낭패를 보기 쉽다. 편안하게 치료받을 수 있고 치료 후에도 오랫동안 편안한 치과를 찾아야 한다. 이것이 고급 정보다. 진짜 겪어 봐야 안다. 별것 아닌 것 같지만, 이것이 좋은 치과를 선택하는 기막힌 방법이다.

실제로 치료받아본 사람을 찾아라. 소개받는 것이 가장 안전하다. 본인이 직접 치료받은 뒤에 오랫동안 편하게 치아를 사용하고 있는 사람의 소개가 좋다. 주변 사람에게 물어보자. 특히 치과를 많이 다닌 사람들이 잘 안다. 잘못 골라 고생해본 사람이 열심히 다니는 치과라면 믿을 수 있다. 여러 사람에게 물어보고, 몇 군데 추려서 직접 가보자.

가서 의사 얼굴을 보면서 얘기를 나눠보자. 믿음이 중요하다. 비용도 따져보고, 치료 계획을 비교해보자. 비슷해 보여도 제각각인 경우가 많다. 건강보험이 되는 치료는 가격이 같지만, 비보험이 많은 치과는 가격 차이도 크다. 그렇기에 치료 계획과 비용을 꼼꼼히 따져보아야 한다. 단순한 가격 비교보다는 가성비가 중요하다(이 내용은 나중에 따로 더 자세히 알려드리겠다).

시설도 둘러보고 청결도 체크해보자. 기본적으로 병원은 깨끗하고 밝은 것이 좋다. 직원들과 얘기도 해보고, 친절한가도 따져보자. 의사보다 직원을 만나는 시간이 더 길다. 관리가 시작되면 계속 만나게 된다. 치과는 자주 가는 곳이다. 가는 길이 너무 힘들어도 좋지 않다. 소개받은 병원 중에 선택하는 것이니 너무 많이 고민할 필요는 없다. 중요한 것은 신중하게 선택한 만큼 꾸준히 다니는 것이다.

이러한 과정을 거쳐서 마음에 쏙 드는 곳을 찾아냈다면 믿고 다녀도 된다. 이것이 실패하지 않는 최고의 치과 선택 방법이다.

이런 치과
절대 가지 마라

치과의사 눈에는 치과만 보인다. 사거리마다, 새로 생기는 건물마다 대부분 치과가 입점해 있다. 갈수록 늘어만 간다. 한 건물에 대여섯 개가 있는 경우도 봤다. 정말 많다. '다 잘 먹고 사나?' '후배들 어쩌나?' 걱정이 절로 든다.

그렇지만 실제 OECD 국가 통계를 보면 한국의 치과와 치과의사 수는 평균에서 크게 벗어나지 않는다. 국가에서 면허를 주는 직종이라 함부로 만들지 못한다. 갑자기 변하기는 어렵다. 치과는 필요하기 때문에 많은 것이다. '치과가 왜 의과 안에 있지 않고 따로 있나?'라는 궁금증을 가진 분들도 있는데, 치과 환자가 너무 많아서 따로 교육했다는 설이 있다. 물론 배우는 내용의 차이가 가장 큰 이유겠지만 말이다.

사람의 치아는 유치 20개, 사랑니를 포함한 영구치 32개다. 즉 한 사람당 평생 갖게 되는 치아가 52개인 것이다. 이 중 하나만 불편해도 일상생활이 불가능하다. 게다가 치아는 가만히 두어도 병이 나기 마련이다. 치과가 많을 만하다.

치과 치료는 반복적이고 점점 더 잦아진다는 특징이 있다. 때문에 나이가 들수록 치과에 더 자주 가게 된다. 이래서 그 많은 치과에 환자가 다 차는 것이다.

그래도 요즘은 치과들의 경쟁이 꽤 심해졌다. 예전에는 전국 모든 치과에 환자가 넘쳐나던 시절도 있었다. 빨리 봐달라고 청탁이 들어오기도 했는데, 이제는 폐업하는 치과도 제법 있다고 한다. 경쟁이 심하다 보니, 광고도 많이 한다. 치료를 잘한다는 내용도 있지만, 가격이 싸다고 내세우는 치과도 많다. 가격이 싸다고 내세우는 치과는 잘 따져봐야 한다. 조심하는 것이 좋다.

인품 좋고, 실력 있는 의사는 항상 부족하다. 치과의사도 사람이다. 인품에도 차이가 있고, 실력에도 차이가 있다. 훌륭한 의사를 찾아야 한다. 내 치아는 소중하니까.

내 주변을 봐도 훌륭한 치과의사는 적다. 그리고 매우 바쁘다. 환자가 줄을 서기 때문이다. 한 지역에 이런 치과 한두 개는 꼭 있다. 동네 사람들도 다 안다.

이런 치과의사 중에는 광고나 홍보까지 열심히 해서 계속 커지는 곳도 있다. 의사도 여럿이고, 병원도 으리으리하다.

실력 있는 치과의사는 가격이 싸다고 내세울 필요도 없고 그렇게 하지도 않는다. 잘된 치료는 시간이 지나면서 알게 된다. 실력 있는 의사도 마찬가지다. 좋은 치과는 수가 적다. 아무것도 안 해도 운영이 잘 되기 때문에 가격이 쌀 필요가 없다. 싸고 좋은 치과라면 금상첨화겠지만 그런 곳은 거의 없는 것이 현실이다.

저렴하다고 나쁜 것이 아니다. 문제는 치료비가 저렴한 것을 강조하는 치과가 실제로는 싸지 않은 경우다.

치과 비용은 전체 비용이 중요하다. 임플란트 하나에 얼마, 충치치료 하나에 얼마로 판단할 것이 아니다. 지금 당신에게 필요한 치료는 이것(들)이고, 여기에 드는 전체 비용이 얼마인지를 따져야 한다. 병원마다 치료 계획이 다 다르다. 같은 입안을 보고도 필요한 치료를 계획하는 것에 차이가 있는 것이다. 의사마다 배운 것, 경험한 것이 다르기 때문에 조금씩의 차이는 있다.

가격이 저렴함을 내세우는 병원은 임플란트 하나에 얼마, 충치치료 하나에 얼마라는 식이다. 이 내용을 보고 찾아가서 검사를 받고 나면 얘기가 길어진다. 지금 아프지는 않아도 치료할 것이 많다고, 하나씩은 저렴하지만 치료가 많아서 전체 비용은 늘어날 거지만, 싸게 잘 해줄 테니 빨리 시작하자고 한다. 뭔가 수상하다. 주변에 이런 경우가 많이 보인다.

충치나 잇몸병은 아프지 않을 때 치료받는 것이 맞다. 하지만 치료가 과하면 안 된다. 이 문제 역시 치과 선택을 잘 하면 걱정이 없다. 그래서 좋은 치과를 선택하는 것이 정말 중요한 것이다. 소개받은 병원을 포함해서 여러 병원을 다녀본 다음에 이모저모 잘 비교해서 결정하기 바란다.

아직 통증은 없지만 치료가 필요한 부위를 찾아주면 고마운 일이지만, 돈을 벌 목적으로 치료를 권한다면 피해야 한다. 이 치료가 정말 필요한 것인지에 대한 감을 잡아야 한다.

몇 군데 치과에서 계획을 들어보고 견적을 받는다. 상담을 몇 번 받아보면 내 치아의 상태가 파악이 된다. 내 치아 상태에 합당한 치료 계획이 감이 오면 비용을 따질 수 있다. 비슷한 계획을 바탕으로 비용의 차이를 따지는 것이 맞다. 이것이 치과 치료의 가성비다. 개당 가격으로 치과를 비교하면 전체 비용에서는 오히려 돈이 더 드는 일이 생길 수도 있다.

치과 치료는 계속 돈이 든다. 한번에 끝나지 않는다. 길게 따져보고 계획을 세워야 한다. 전문적인 내용이라 환자가 혼자서 하기는 어려우니 치과의 도움이 필요하다. 돈에 민감한 의사와는 오래 좋은 관계를 유지하기 힘들다. 요즘 치과가 갑자기 없어져서 피해를 보는 환자 소식이 종종 들린다. 대부분이 돈 문제로 보인다. 처음에 치과를 잘 선택해야 나머지는 믿고 따라갈 수 있다.

치과 한번 잘못 가면
평생 고생한다

　20대 남자 환자가 어머니의 소개로 병원에 와서 치료를 받았다. 조용하고 온화한 성품으로 생활도 넉넉해 보였다. 하지만 입안을 보고 놀랐다. 거의 모든 치아에 충치가 있었기 때문이다. 충치는 몇 가지 원인의 결과다. 음식이 계속 끼거나, 식습관에 문제가 있거나, 예전 치과 치료가 부실하거나, 치료시기를 놓쳤거나 등, 원인은 하나일 수도 있고 여러 개일 수도 있다.

　모든 치아에 충치가 생기는 케이스는 드물다. 원인을 모두 밝히기는 어렵지만 대략 짐작은 할 수 있었다. 이 환자는 어려서 교정치료를 받았다. 어린 나이의 교정치료는 특별히 부모의 관심이 더 필요하다. 교정치료 중에는 깨끗하게 양치하기가 어렵기 때문에 부모가 봐주어야 한다. 치료 기간도 길다. 치과 방문을 몇 년 이상 빠지지 않고 해야 한다. 어려운 일이다. 어린이의 교정치료에 대해서는 특히 치과의사와 충분히 상의하고 신중하게 결정해야 한다.

이 환자는 교정 장치를 10년 이상 붙이고 있었다. 환자 사정으로 치과에 자주 가지 못했고, 이후에는 병원이 없어지면서 방치됐다. 치열도 틀어졌고, 교정 장치가 있던 모든 치아에 충치가 생긴 것이다. 결국은 교정치료를 포기하고 장치 제거 후에 충치치료를 받았다. 하지만 2년 정도 지난 후에 충치치료 부위에서 다시 통증이 생겼다. 여러 부위에서 이가 검게 변하여, 결국 내가 치료를 맡게 된 것이었다.

20대 초반인 이 청년은 치아 때문에 주눅이 들어 있었다. 신체도 건장했고 얼굴도 남자답게 잘생겼는데, 말할 때마다 입을 가렸고 잘 웃질 않았다. 무슨 죄지은 것 마냥. 심리적으로 격려가 필요했다. 치료를 시작하고 제일 많이 한 말이 "이 충치들은 네 잘못이 아니다." 였다.

충치가 심한 환자들은 "나는 원래 충치가 잘 생긴다. 어쩔 수 없다."라고 말한다. 절대 아니다. 개인차는 있지만 충치는 관리 가능한 병이다. 좋은 치과를 찾아가서 의사와 같이 노력하면 충분히 좋아질 수 있다. 포기하면 안 된다.

아프고 급한 충치부터 시작했다. 신경치료하고 씌우기, 때우기, 잇몸치료, 앞니치료… 충치에 쓰는 방법은 거의 모두 동원했다. 유학생이라 방학을 이용해서 6개월 간격으로 3차례 나누어 치료했다. 28개의 치아 중에서 24개를 다시 치료했다. 다행히 치아를 하나도 잃지 않았다. 처음 만난지 2년이 지난 지금도 정기 체크를 위해 어머니와 함께 병원에 온다. 지금은 미소도 잘 짓는 아주 멋진 총각이다.

10대의 치아 관리는 특히 더 중요하다. 이 시기 아이들은 엄마가 이를 닦아줄 나이는 아니지만 알아서 제대로 닦지는 못한다. 말도 잘 안 들어서 치과에는 죽어도 안 가려고 한다. 그래서 이때 충치가 잘 생긴다. 유치는 모두 빠지고 영구치가 모두 올라온 시기다.

처음 올라오는 영구치는 표면에 굴곡이 깊다. 그래서 음식이 더 잘 끼고 금방 썩을 수 있어, 충치 예방이 필요하다. 이런 이유로 국가가 지원하는 실런트치료라는 것도 있으니 치과에 가서 상의하면 된다. 치과에 자주 데려가서 확인하고, 필요한 치료가 있으면 적극적으로 대응해야 한다.

영구치가 상하면 손해가 크다. 평생 쓰는 치아다. 한번 상하면 끝이다. 정말 소중히 간직해야 한다. 대략 초등학교 3, 4학년부터 고등학교를 마칠 시기까지는 생활에서 아이와 소통하는 것이 줄어들고 병원에 잘 안 가게 되는 때다. 관리가 소홀해지기 쉬운 시기다. 하지만 치과는 다르다. 따로 신경 써야 한다.

충치치료는 충치를 없애고, 그 자리를 때우고, 씌워서 복구하는 것이다. 영구치는 한번 나면 평생을 쓰는 치아다. 중학생 정도면 거의 영구치다. 어리다고 대충 치료하면 큰일 난다. 오히려 아직 얼굴이 다 자라지 않은 상태라 입이 작고 치아 위치도 접근이 어려워서 치료가 훨씬 까다롭다.

때우고 씌운 부위는 시간이 지나면서 충치가 다시 생긴다. 이것이 치료 수명이라고 앞에서 말씀드렸는데, 이 치료 수명은 얼마나 잘 치료했냐와 치료 후에 얼마나 잘 관리했냐가 합해져서 결정된다. 앞으로 살날이 창창하니 최대한 오래 유지되어야 한다.

10대의 영구치 충치치료는 대단히 까다롭다. 일단 유치가 아니다. 평생 쓸 치아이니 다르게 봐야 한다. 치료가 어려운 만큼 치료 완성도에 따른 수명 차이가 크다. 처음부터 치료가 잘 되어야 함은 물론이고 관리까지 원활해야 한다. 평생을 좌우하니 치과 선택에 특히 신경 쓰자.

대충 찾아간 치과라면 아이의 첫 영구치 충치치료가 부실하게 되었을 가능성이 크다. 게다가 아이 혼자만 보냈다면 더욱 그러할 것이고, 거기다 아이는 치과에 다시 가고 싶지 않다는 느낌까지 받을 수 있다. 정말 큰일이다. 그렇게 되면 충치는 급격히 늘어나고, 얼마 지나지 않아서 다시 아프게 될 것이다. 그러면 또 치료로 이어진다. 시간과 돈이 드는 것도 문제지만 아이가 자신감을 잃고 치과와 멀어지는 게 더 큰 문제다.

성인이 되어 혼자 관리할 나이가 되었을 때 치아가 너무 많이 상해버린 경우를 자주 본다. 평생 치아 문제로 우울하게 지낼 것인가? 아이의 치과치료, 특히 영구치의 첫 치료는 부모가 세심하게 다뤄야 한다. 영구치이기 때문에 성인 충치치료와 시간이나 비용이 같거나 오히려 더 들 수 있다. 영구치는 하나라도 잃으면 안 된다. 각별한 관심과 지원이 필요하다.

요즘 딸아이 충치치료를 하고 있다. 중학교 2학년이다. 1년 반 만에 검진했다. 교정치료를 받고 싶다고 해서 한번 와보라고 했다가 깜짝 놀랐다. 충치가 8개나 있었기 때문이다. 이걸 몰랐다니 참… 아직 아프지는 않다고 하는데 많이 썩었다. 크게 반성했다. 치과를 하는 나도 이런데 일반 환자분들은 또 어떻겠는가.

나면서부터 충치가 잘 생기는 사람은 없다. 유전병이 있기는 하나 아주 드물고, 오히려 잘 드러나서 관리가 용이하다. 충치는 처음부터 치과 선택에 공을 들이고, 아프지 않을 때 관리를 잘 해주면 평생 문제없다. 새로 난 영구치를 어떻게 관리하느냐가 치아 건강에 가장 중요한 부분이다. 치과를 선택할 때 신중에 신중을 기하고, 정기 점검에 각별히 신경 써야 한다. 너무 걱정할 필요는 없다. 첫 단추만 잘 끼우면 두고두고 편하게 갈 수 있다.

치과 견적서 보는 법

    치과 치료비는 치과마다 차이가 크다. 비보험치료가 많아서다. 보험치료는 국가가 치료비를 정하지만, 비보험 치료는 각각의 병원이 가격을 정한다. 치과는 비보험치료가 많은 편이다. 그렇기에 치과를 결정할 때 비용은 따로 따져보아야 한다.

    치과 치료비는 크게 두 가지로 나뉜다. 국민건강보험이 적용되는 보험치료와 보험이 적용되지 않는 비보험치료가 그것이다.

    보험이 적용되는 치료는 국가에서 그 항목을 결정한다. 아픈 것에 대한 치료는 대부분 보험이 된다. 치아를 빼는 발치, 충치치료, 잇몸치료, 신경치료 등이다. 필요한 치료가 보험이 되는지의 여부는 치과에 물어보면 금방 알 수 있다. 보험이 되는 치료는 그 과정과 비용이 정해져 있기 때문에 치료가 비슷하고, 비용도 같다.

금니, 크라운과 브릿지, 치아 교정, 심미치료, 치아 미백 등은 보험이 적용되지 않는다. 충치치료는 사용되는 재료에 따라서 보험, 비보험으로 나뉜다. 임플란트와 틀니는 보험이 적용되는 나이가 있다. 본인이 받을 치료에 보험 적용이 가능한지는 치과에 문의하면 금방 알 수 있다.

보험치료는 비용 계산이 복잡하지 않고 치과마다 차이도 크지 않아 그냥 치과에 맡겨도 된다. 잘 따져봐야 하는 것은 비보험치료다. '견적'이라는 말을 쓰는 것도 이러한 이유다. 대부분의 치과의사는 '견적'이란 단어를 좋아하지 않는다. 그렇기에 '견적'을 치료비로 바꿔 말하면 더 잘 알려줄 것이다. 치과 검사 받으러 왔다고 하면 비용은 알아서 뽑아주니, 굳이 견적 뽑으러 왔다고 말할 필요는 없다.

치과검사는 보통 방사선 사진을 찍고 입안을 보면서 한다. 검사가 끝나면 어떤 치아에 병이 있고 어떻게 치료하면 되는지가 바로 나오는데, 이것을 진단과 치료 계획이라고 부른다. 이 내용이 의사마다 차이가 난다. 병을 잘 찾아낸 다음, 어디에 어떤 치료를 할지 정하는 것은 아주 중요하다. 특히 치아는 심해지기 전까지 아프지 않다. 그래서 의사가 병을 찾아줘야 한다. 아픈 것만 치료받지 말고 병이 난 치아 전부를 치료받는 게 맞다.

진단과 치료 계획이 정리되면 비용 계산이 가능하다. 병이 난 치아의 위치와 그 치아에 필요한 치료 내용과 비용이 정해지는 것이다. 이것이 치과 견적 또는 치료비 내역이다. 치과마다 치료 내용의 차이도 있고, 비보험치료 가격의 차이도 있다. 보통은 치료가 필요하다고 말하는 치아도 다르고, 권하는 치료 방법도 다르고, 같은 치료에 대한 가격도 다르다. 상당히 복잡하다.

 의사마다 치료가 필요하다고 말하는 치아가 다르다. 아파서 치료하는 치아는 크게 차이가 없지만, 아프지 않은데 치료가 필요한 치아가 있다면 여기서 차이가 난다. 충치나 잇몸병은 심해지기 전에는 아프지 않기 때문에 미리미리 치료해주는 게 맞다. 다만 어느 시점에 치료에 들어갈지는 의사마다 의견이 다를 수 있다. 특히 충치치료에서 차이가 크다. 그렇기에 검사한 의사의 의견을 충분히 들어볼 필요가 있다. 치료가 모자란 것도 문제고 과한 것도 문제다.

 그런가 하면 같은 병에도 치과에서 권하는 치료가 다를 수 있다. 아파서 갔더니 이를 빼자는 치과도 있고, 치료를 한번 해보자는 곳도 있다. 같은 병에 대해서 치료법이 다른 것이다. 충치의 경우에도 레진으로 바로 때우자는 의사도 있고, 금으로 본을 떠서 하자는 곳도 있다. 본인이 내용을 모두 파악하여 결정하기는 어렵다. 정답이 있는 것은 아니고, 선택의 문제다. 먼저 치과와 의사를 선택하고, 거기서 권하는 방법을 따르는 것이 바람직하다. 처음에는 몇 군데의 의견을 들어보자.

 국민건강보험이 적용되는 치료는 같은 치아에 비용이 동일하다. 국가가 정한 비용을 강제 적용하기 때문이다. 이를 어기면 위법이다. 비보험치료는 다르다. 비보험치료에 드는 비용은 치과에서 직접 정한다. 금니 하나의 비용, 전체 교정치료의 비용, 이렇게 정한다. 다른 것이 당연하다. 병원 위치도 다르고, 시설도 다르고, 의사도 다르고, 사용하는 재료도 다르니 차이가 크다.

환자 입장에서 부담이 크니 좀 깎아달라고는 할 수는 있지만, 다른 병원하고 왜 다르냐고 항의할 수는 없는 일이다.

이 세 가지 다른 점(치료가 필요한 치아, 권장 치료법, 치료 비용)을 모두 알고 치과에서 상담을 받아보자. 비용은 치과를 선택하는 데 중요한 포인트다. 길게 볼 필요가 있다. 평생까지는 아니더라도 향후 10년 정도는 생각하는 것이 맞다. 잘된 치료와 부실한 치료는 시간이 지날수록 비용에서 점점 더 차이가 나게 된다. 같은 기간에 한 번이라도 더 치료받게 되면 훨씬 손해다. 게다가 치료가 거듭될수록 치아는 약해지기 마련이다. 한 번 치료받고 오래 편한 것이 훨씬 싼 것이다.

치료할 치아가 너무 많은 경우에는 의사와 충분히 상의하는 것이 좋다. 비용이 너무 많이 들어간다면 나의 예산을 알려주고, 치료의 우선순위를 정해서 계획을 세워달라고 요청할 수 있다. 장기전으로 가는 것이다. 이번에는 여기까지 치료한 뒤, 기간을 좀 둔 다음 다른 부위로 넘어가는 식이다. 아프지 않게 버티면서 차근차근 치료를 해나가는 것이다. 충분히 가능하다. 나 역시 예전부터 여러 환자와 이렇게 하고 있다.

비보험치료 중에 치아 교정, 치아 미백, 앞니 성형 등의 심미치료는 비용 계산이 충치나 보철치료에 비해 간단하다. 전체 비용으로 병원과 계약해서 치료를 마무리하는 경우가 많다. 심미치료는 비용보다는 치료 결과에 대한 상의가 더 중요하다. 원하는 결과가 잘 나올지 확실히 알아봐야 한다.

좋은 의사는 환자의 사정을 잘 이해하고 방법을 찾아주는 의사다. 비용에 대한 환자의 생각은 의사도 대부분 알고 있다. 치료 내용뿐만 아니라 비용에 대해서도 깊이 상의할 수 있는 치과라면 더 좋다.

제 3장

치아의 다섯 가지 비밀

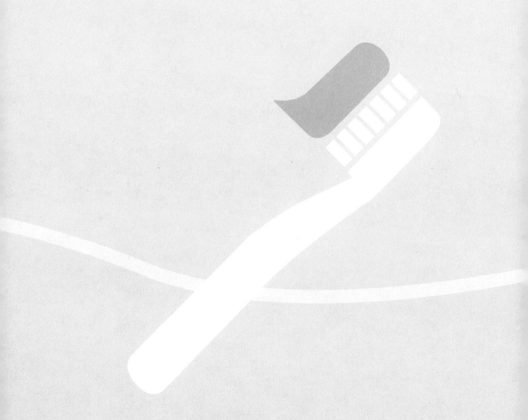

이것을 알아야
당하지 않는다

첫 번째 비밀:
구조를 알면 비밀이 보인다

　치과의 치료범위는 코 아래의 얼굴 전체다. 위아래 턱뼈와 턱관절, 치아와 치조골, 혀와 잇몸을 포함한 연조직이 있다. 여기에 분포하는 근육, 신경, 혈관도 포함된다. 환자 입장에서는 불편한 부위가 생겼을 때 어느 병원에 갈지를 결정하는 것도 어려울 수 있다. 아픈 곳이 위에 말한 부위 주변이면 치과를 방문하여 확인하는 것이 좋다.

　몸에 대한 기본 상식은 병원을 이용하는 데에 유용하다. 치과도 그러하다. 치아에 대해 기본 지식이 있으면 의사소통이 쉬워지고, 판단도 빨라진다. 치료에 관한 중요한 결정은 의사의 의견을 참고한 뒤 내가 직접 내리는 것이 바람직하다.

사람의 치아는 28개다. 7개씩 상하좌우로 대칭을 이룬다. 큰 앞니, 작은 앞니, 송곳니, 제1 작은어금니, 제2 작은어금니, 제1 큰어금니, 제2 큰어금니가 그것이다. 사랑니는 없는 사람도 있고, 있어도 생긴 것이 제각각이거나 나오지 않는 경우가 많으니 제외하자.

신체 기관은 비슷하지만 모두 다르게 생겼다. 눈, 코, 입만 생각해봐도 그렇다. 사람마다 모두 다르게 생겼다. 그렇지만 하는 일은 비슷하다. 치아도 마찬가지다. 큰 앞니는 사람마다 모두 다르게 생겼다. 그렇지만 모두 치열 안 같은 위치에 있고 같은 기능을 한다. 전체 치아가 다 그렇다. 28개의 치아가 모두 그렇다니 신기한 일이다.

앞니는 주로 자르는 일을 하지만 심미적 기능도 중요하게 맡고 있다. 가지런한 앞니는 웃는 얼굴의 중심이다. 앞니에 틈이 있으면 발음이 새고 침이 튄다. 워낙 잘 보여서 사소한 문제에도 신경이 많이 쓰인다. 앞니에 불만이 있다면 치과에 가보자. 생각보다 여러 가지 방법이 준비되어 있으며, 대부분 해결 가능하다.

앞니 뒤에는 송곳니가 있다. 전체 치아 중에 뿌리가 가장 길고 튼튼한 치아다. 보통 마지막까지 빠지지 않고 남는다. 그 뒤로 작은어금니와 큰어금니가 두 개씩 있다. 주로 부수고 갈아내는 역할을 한다.

치아의 개별 모양은 달라도 그 안쪽, 내부의 구조는 같다. 가장 바깥층은 법랑질이라 하는데, 우리 몸에서 가장 단단하다. 무기질 함량 95% 이상의 치밀한 구조로 씹는 압력을 견디고, 충치나 파절에 저항하여 치아를 보호한다.

법랑질의 안쪽에는 상아질이 있다. 70% 정도의 무기질 함량으로 법랑질보다 무르며 얇은 관이 치밀하게 분포한 구조를 가진다. 이 관에 신경이 분포해 있어 감각을 느낀다. 법랑질이 벗겨지면 이 부위에 시린 느낌이 발생한다. 시린 이 치료는 주로 이곳의 민감성을 줄이는 과정이다.

법랑질은 단단한 성질에다가 충격을 완충하는 구조를 갖고 있어 씹는 힘을 버텨낸다. 그러나 단단한 대신 깨지기 쉽다. 이 약점을 상아질의 탄력성이 보완한다. 상아질은 압력을 견디는 데에 탁월한 구조이다. 단단한 껍질을 탄성이 있는 내부 구조가 버티는 것이다. 이것이 뼈도 씹어먹는 치아의 힘이다.

탄력성을 만드는 유기질과 수분은 충치에 취약하다. 충치는 무기질이 대부분인 법랑질에는 잘 생기지 않고, 생겨도 진행이 느리다. 하지만 일단 충치가 법랑질을 뚫고 진행하면 상아질은 빠르게 파괴된다. 정기 점검을 할 때 충치의 진행을 수시로 확인하는 이유 중 하나다. 정지된 듯 보이던 충치가 어느 순간 갑자기 빠르게 퍼질 때도 많다.

치아의 가장 안쪽에는 신경과 혈관이 차 있다. 이것들은 상아질로 신경을 내보내고 치아에 영양을 공급하는 역할을 한다. 충치가 치아 내부의 신경과 혈관까지 진행되면 염증이 생긴다. 염증이 생기면 치아의 내부 혈관과 신경은 괴사된다. 아주 민감한 부위라서 괴사가 진행되면 극심한 통증이 생기며, 재생이 되지 않는다. 가장 흔한 치통의 원인 부위다.

이러한 치통에 주로 쓰는 방법이 신경치료다. 염증으로 죽은 신경을 제거하여 통증을 제어하고 더 이상 염증이 생기지 않게 하는 과정이다. 치과에서 하는 아주 중요하고 요긴한 응급처치 중 하나다. 통증이 드라마틱하게 사라진다. 울면서 들어온 환자가 웃으며 나간다는 우스갯소리가 있을 정도다.

치아는 턱에서 난다. 잇몸뼈는 턱뼈의 일부다. 치아와 뼈는 치주인대로 연결된다. 아주 독특한 구조다. 단단하지만 충격을 흡수한다. 치아를 꽉 물면 약간 움직이는 느낌이 나는 것도 인대가 있기 때문이다. 꼭꼭 씹히는 느낌이 여기서 나온다. 이외에도 치주인대는 또 하나의 특별한 성질이 있는데, 바로 이 인대가 치아 교정치료를 가능케 한다.

치아는 일정한 힘을 꾸준히 가하면 움직인다. 이것이 교정치료의 원리다. 인대가 있어서 가능한 것인데, 아주 신기하다. 인대가 힘을 받으면 연결된 잇몸뼈가 부위별로 흡수와 재생의 과정을 겪는다. 치아가 힘의 방향으로 움직이면서 잇몸뼈가 같이 형태가 변화된다. 쉽게 비유하자면 코를 일정한 힘으로 몇 달 혹은 몇 년을 잡아당기니 오똑한 코뼈 모양이 생겼다는 것과 마찬가지다. 물론 다른 신체 부위에서는 보이지 않는다. 우리 몸에서 치아에만 나타나는 신기한 현상이다.

잇몸뼈는 치아와 함께한다. 잇몸병으로 뼈가 약해지면 치아가 흔들리고 빠진다. 사고나 충치로 치아를 잃게 되면 주변 잇몸뼈도 사라진다. 잇몸의 건강은 잇몸뼈의 상태로 판단한다. 치과에서는 방사선 사진으로 확인한다. 치과에서 찍는 파노라마 방사선 사진이 있는데, 전체 치아와 턱이 한 장의 사진으로 나오는 것이다. 잇몸뼈의 정보를 보는 데에 아주 유용하나. 잇몸이 건강해야 치아도 건강하다. 잘 씹고 깨끗하게 유지하는 것이 중요하다. 1년에 한두 번은 파노라마 방사선 사진으로 잇몸뼈의 상태를 확인하는 것을 권장한다.

위아래 턱뼈가 치아를 통해 만나서 코 아래 얼굴의 외형을 만든다. 치아의 근본이 턱뼈에 있기 때문에 전체 치열의 균형은 턱뼈에서 나온다. 전체 치아의 크기에 비해 턱뼈가 작으면 삐뚤삐뚤한 치열이 생기고, 반대의 경우는 듬성듬성 틈이 생긴다. 위턱이 크고 아래턱이 작은 무턱은 앞니가 닿지 않고 뜨게 된다. 아래턱이 크고 위턱이 작은 주걱턱은 위아래 앞니가 거꾸로 물린다. 좌우 대칭도 중요하다. 얼굴이 틀어지면 치열도 틀어진다.

코 아래의 하관이 얼굴의 반을 차지한다. 따라서 입 주변의 모양은 얼굴의 모양에 절대적인 영향을 준다. 튀어나온 입, 주걱턱, 좌우 비대칭이 턱뼈와 치열 문제의 원인이 될 수 있다. 이런 이유로 성장기에 특히 턱뼈의 변화를 치과에서 주기적으로 확인해야 한다. 매우 중요한 부분이다. 부조화가 자리 잡기 전에 예방하거나 차단할 수 있다. 성인의 경우에도 얼굴형이 고민된다면 성형외과에만 묻지 말고 치과에도 물어봐야 한다.

귀 밑에 양쪽으로 턱관절이 있다. 입을 벌리고 닫는 데 쓰는 관절이다. 양쪽 관절이 아래턱뼈로 연결되어 같이 움직이는 구조다. 특이하다. 보통 우리 몸의 관절은 모두 따로 하나씩 움직인다. 관절 두 개가 연결되어 같이 움직이는 것은 턱관절이 유일하다.

양쪽 얼굴이 완벽하게 대칭인 사람은 없다. 보통 턱끝에서 관절까지의 길이가 양쪽이 서로 다르기에 턱의 모양도 양쪽이 다르다. 길이가 다른 턱뼈가 같이 회전 운동을 하면 관절에 무리가 간다. 턱관절에 병이 잘 생기는 이유다. 한쪽으로 많이 씹거나 자세가 좋지 않으면 이러한 비대칭성에서 오는 부하가 더 커지게 된다. 그렇게 되면 턱관절에 염증이 생긴다. 딱딱 소리가 나고 안 벌어지고 아프다. 평소 좋은 습관과 자세가 중요하다. 턱이 아프면 치과에 가는 게 맞다.

이 정도가 치과에서 다루는 영역이다. 치과 영역의 구조를 알면 관련 질병에 대한 이해가 깊어진다. 이해가 깊어지면 응용력이 생긴다. 똑똑한 환자가 되는 것이다. 대략만 알고 있어도 치과에서의 대화의 수준이 달라진다. 그리고 대화가 달라지면, 대우가 달라진다.

두 번째 비밀:
치아도 나고, 자라며,
병들어 죽는다

　사람은 일생에 두 종류의 치아를 가진다. 유치와 영구치가 그것이다. 어렸을 때 나는 유치는 20개이고 보통 10대 초반까지 쓴다. 유치는 영구치가 나면서 빠진다. 영구치는 28-32개로 평생 쓰는 치아다.

　영구치는 6-7세부터 나기 시작해서 12-13세 정도면 모두 나온다. 치열은 얼굴과 함께 성장하므로 20세까지 계속 변하면서 완성된다. 이렇게 완성된 치열은 모양을 갖추고, 먹고 말하는 데에 쓰이면서 서서히 변해간다. 완성된 치열에서 치아의 위치는 평생 크게 변하지 않는다. 이후의 변화는 각각의 치아와 잇몸의 변화가 대부분이다.

치아가 닳아서 없어진다

음식을 씹으면 위아래 치아가 부딪친다. 자르고, 부수고, 잘게 갈아서 삼킨다. 가위나 칼, 절구, 맷돌의 기능을 동시에 수행하는 것이다. 잘 씹어야 맛을 잘 느끼고 소화도 잘 된다. 평생을 걸쳐서 씹으니, 치아는 점점 닳는다.

닳아서 없어지는 주요 부위는 씹는 면이다. 처음 치아가 날 때, 씹는 면은 굴곡이 많다. 마치 산과 골짜기 같다. 산 부위는 뾰족하고, 골짜기 부위는 홈이 깊다. 나이가 들면서 치아가 평평해진다. 음식을 씹으면서 갈리는 것이다.

음식에 따라 씹는 방법이 다르다. 같은 고기라도 햄버거 고기는 위아래로 대충 부수어 먹는다. 스테이크나 삼겹살처럼 구워 먹는 고기는 적당히 부수고 갈아서 먹는다. 육포는 완전히 갈아서 질겅질겅 씹어 먹는다. 많이 씹을수록 치아는 많이 닳는다. 우리나라 음식에 오래 씹게 되는 것이 많다. 그렇기에 서양 사람들과 비교해보면, 확연히 나이가 들수록 치아가 평평해진다.

씹는 패턴에 따라 이를 해 넣을 때 고려 사항이 달라진다. 인공치아 제작은 자연스러움을 목표로 한다. 주변 치아와 조화롭게 만드는 것이다. 서양인은 치아의 마모가 크지 않고 처음 난 모양을 유지하는 경우가 많다. 우리나라 사람들은 치아 마모가 많은 편이라 치아가 평평하거나 특유의 마모된 형태를 가진다.

일하는 입장에서 우리나라 사람들의 치료가 더 까다로운 것은 분명하다. 끊어서 먹는 치아의 패턴보다 갈아서 먹는 치아의 패턴을 자연스럽게 재현하는 것이 훨씬 더 어렵다. 치료 후에 탈이 나는 경우도 더 많다. 그래도 큰 문제없이 잘 처리해 나가는 우리나라 치과의사들의 실력에 박수를 보낸다.

치아가 닳아 없어지면 구조가 점점 약해지고 결국은 깨지거나 갈라진다. 다양한 느낌으로 나타난다. 갑자기 음식이 끼거나, 씹을 때 시큰거린다. 표면에서 거친 느낌이 난다. 이런 치아는 모두 때우거나 씌우는 치료가 필요하다. 음식을 계속 먹는 한 이런 일은 자연스럽다. 질기고 단단한 음식을 조심하면 도움이 되겠지만 완전히 막기는 어렵다. 서서히 진행되므로 치료 시기를 잘 잡아야 한다. 버티면 곤란하다.

치과의사는 치아 관리에 능하다. 웬만해서는 치과에 안 가고도 잘 산다. 하지만 음식을 먹지 않을 수는 없다. 치아는 다른 사람들과 똑같이 닳는다. 깨지고 갈라진다. 누구나 그렇다. 치과의사도 결국 불편한 치아가 생긴다. 치과에 가야 하는데 치과의사라 오히려 더 어렵다.

주변의 동료들을 보면 본인도 치아의 상태를 잘 알고 있지만 치과에 잘 가지 못하는 편이다. 너무 잘 알아도 병이다. 차일피일 미루다 결국은 신경치료까지 하고 씌우는 경우도 많이 봤다. 어제 만난 선배도 몇 년을 버텼다고 한다. 치료받고 나니 너무 좋단다. 빠른 대처가 피해를 줄인다.

씹는 면 외에도 잇몸에 가까운 치아 옆면이 파이고 닳아서 없어지기도 한다. 손톱으로 치아와 잇몸이 만나는 부위를 긁어보면 확인할 수 있다. 턱이 져 있으면 닳고 있는 것이다. 양치질이 좌우 방향으로 너무 세거나, 단단한 음식을 과하게 먹고 있거나, 이갈이 등의 습관이 있을 때 발생한다. 양치를 하거나 찬물을 마실 때 시리다가 결국은 아프기 시작한다. 심해지면 치아가 부러지기도 한다. 역시 자연스러운 현상이니 일단 느낌이 나면 빨리 치료에 들어가는 것이 좋다. 깊이 파일수록 치료가 복잡해진다.

음식을 먹으면 치아는 닳아서 없어진다. 누구나 나이가 들면 당연히 일어나는 일이다. 때우고 씌우는 인공적인 방법을 영원히 피할 수는 없다. 자연스럽게 받아들이고 빨리 치료하는 것이 치아를 보호하는 지름길이다.

잇몸도 닳아서 없어진다

잇몸은 치아를 지지하는 구조다. 치아의 뿌리를 감싸서 지지하고, 흔들리지 않게 해주고 힘을 쓸 수 있게 해준다. 나이가 들면서 잇몸도 점점 없어진다. 역시 자연스러운 현상이다. 치아 사이에 아래쪽으로 틈이 생기고, 결국은 구멍이 난다. 그리고 안 보이던 치아 뿌리가 보이기 시작한다.

잇몸은 일종의 피부다. 안쪽의 뼈를 잇몸이 덮고 있는 것이다. 나이가 들면 잇몸뼈가 서서히 없어진다. 특별한 병이 없어도 자연스럽게 조금씩 줄어든다. 아주 천천히 진행되는 것이라 잘 버티면 평생 갈 수 있으니 너무 걱정하지 않아도 된다.

문제는 병이 생겼을 때다. 염증이 생기고 병이 나면 빠르게 없어진다. 한 번 없어진 잇몸뼈는 다시 생기지 않는다. 그리고 잇몸뼈는 인공적으로 보강이 불가능하다. 치아는 닳아서 없어지면 때우고 씌워서 보강하지만 잇몸은 그렇게 할 수 없으니 조심해야 한다. 잇몸뼈가 잡아주지 못하면 치아가 흔들리고 결국 빠진다. 성인이 치아를 잃는 원인 1위가 바로 잇몸병이다.

잇몸뼈는 되도록 오래 버텨야 한다. 깨끗하게 유지하는 것이 가장 중요하다. 양치를 잘하고, 정기적으로 스케일링을 받도록 하자. 음식이 끼는 부위는 빨리 치료받고, 붓고 피가 나는 증상이 나타나면 바로 치과에 가자. 치아와 잇몸의 병이 깊어져서 더 이상의 치료가 어려워지면 결국 치아가 빠진다. 치아는 빠지는 것이 죽는 것이다.

이빨이 계속 나는 동물도 있다. 상어가 그 대표적인 동물이다. 평생을 걸쳐 이빨이 빠지고 계속 난다. 신기하고 부럽기도 하다. 치의학에서 학문적으로 연구 대상이다. 사람은 그렇지 않다. 영구치는 빠지면 다시 나지 않는다.

전체 치아는 입안에서 균형을 이룬다. 하나라도 빠지면 균형이 깨지면서 여러 문제가 생긴다. 빈 공간이 생겨도 다시 나지 않고 주변 치아가 움직이면서 이 공간을 메우려 한다. 위쪽 치아는 내려오고, 아래 치아는 올라가며, 양 옆의 치아가 기울어진다. 놀라운 현상이기는 하나 결과는 좋지 않다. 전체 치열이 틀어진다. 한번 틀어진 치열은 되돌리기 어렵다. 씹기 어려워지고, 모양도 이상해진다. 최대한 빨리 이를 해 넣어야 한다.

인간의 장기 대부분은 인공적인 대체가 불가능하다. 치과의 특별한 점이라면 빠진 치아에 대한 치료가 아주 발달되어 있다는 것이다. 틀니, 브릿지, 임플란트치료가 그것이다. 요즘은 임플란트가 나와서 비교적 쉽고 간단히 치료가 가능하다. 죽은 치아가 있던 곳에 정말 새 치아를 만드는 것이다. 이전에 이를 해 넣는 치료들에 비하면 정말 탁월한 방법이다. 이렇게만 해놓아도 꽤 오래 쓴다.

앞으로는 치아가 빠져도 다시 나게 할 수 있는 시대가 올 것이다. 기대가 된다. 다만 이것도 역시 치료이므로 치과에서 담당할 것이다. 치과는 음식을 먹는 한 피할 수 없는 곳이다. 피할 수 없다면 가까이 지내는 편이 현명하다.

세 번째 비밀:
치아가 일하는 가혹한 환경

입안에는 사소한 불편함이 자주 생기고, 치아는 병이 나기 마련이다. 왜일까? 씹는 과정을 살펴보면 알 수 있다.

입에는 아주 다양한 음식이 들어온다. 단단하고, 무르고, 질기고, 물렁하고, 뜨겁고, 차갑고, 크고, 작고… 이 모든 음식을 소화가 가능한 상태로 만들어 삼키게 하는 것, 그것이 바로 씹는 것이다. 따라서 매우 다양한 움직임과 힘 조절이 필요하다.

씹는 것은 치아지만 움직임과 힘의 조절은 저작근이라는 주변 근육이 한다. 움직임은 10개가 넘는 근육이 관여하여 제어한다. 힘을 쓰는 것은 4쌍, 8개의 근육이 턱 주변에 위치하여 기능한다. 실을 끊을 정도로 섬세하게 움직이고, 얼음을 부술 정도로 강한 힘도 낸다. 힘껏 씹으면 자기 몸무게 이상의 힘을 낸다. 음식에 직접 닿는 치아의 크기를 생각하면 단위 면적당 가해지는 힘은 상상을 초월한다. 그러니 혀를 깨물어 죽는 것이 가능한 것이다.

이 힘을 온전히 치아가 받아낸다. 그러니 순간적으로 깨지고 갈라질 수 있다. 그리고 장기적으로는 세월과 함께 닳아 없어진다. 자연스러운 현상이다. 잘 때 이를 가는 사람도 있다. 이갈이는 음식을 먹는 것에 비해 그 힘이 훨씬 강하고 부딪치는 시간도 길다. 보통 사람이 오랜 기간에 씹어서 생기는 치아의 변화를 짧은 시간에 볼 수 있다. 실제로 젊은 나이에 치아가 깨지고, 갈라지고, 닳아서 없어진다. 결국 아파져서 제대로 못 씹는다. 씌우고 때우는 치료를 해야 할 뿐만 아니라, 잘 때도 보호장치를 끼고 자야 한다. 이 정도는 아니라도 계속 씹어서 음식을 먹으면 보통 사람의 치아도 결국 이렇게 된다.

펄펄 끓여 나오는 국물에 밥을 말아서 시원한 김치와 함께 먹는다. 뜨거운 차에 아이스크림을 곁들여 먹는다. 온도차가 최소 60도 이상은 난다. 그 정도는 당연히 먹어야 하겠지만 그냥 되는 것은 아니다. 입안의 피부와 치아가 잘 견뎌줘야 가능하다. 입안 피부는 혀와 볼, 입천장과 치아를 둘러싼 잇몸을 포함하여 목으로 넘어가기 전까지를 뜻한다.

입안 피부를 현미경으로 보면 굳은살과 비슷하다. 두껍고 튼튼한 구조다. 거친 음식과 온도 변화에 잘 대응한다. 혈액 순환이 아주 좋아 붉은색을 띤다. 거친 음식에 상처가 나거나, 뜨거운 음식에 허물이 벗겨져도 금세 아문다. 음식을 먹는다는 것은 외부 자극에 직접적으로, 광범위하게 노출되는 것을 뜻한다. 입안 피부의 탁월한 혈액 순환은 우리 몸의 방어 기전이 강렬한 외부 자극에 대응하기 위해 설계되어 있음을 잘 보여준다.

치아도 안쪽의 신경을 두 겹의 바깥층이 보호하고 완충하는 구조다. 따라서 강한 힘과 온도 변화에 잘 버틴다. 극심한 온도 변화에 잘 대응하는 구조를 가지고 있다.

차갑거나 뜨거운 음식을 먹을 때 치아나 잇몸이 시리다면 주의해야 한다. 이는 몸이 보내는 신호다. 병이 나고 있는 것이다. 염증이 생기면 나는 느낌이다. 깨지거나 갈라지거나 닳아서 없어지는, 씹는 도중에 생기는 치아의 변화는 결국 염증을 만들고, 뜨겁고 차가운 온도 변화에 불편함을 느끼게 만든다.

60도 이상의 온도 차이는 약한 자극이 아니다. 입안 구조가 잘 설계되어 있기 때문에 견딜 수 있는 것이다. 온도 자극에 의해 시린 느낌이 나는 것은 이 튼튼한 구조에 병이 나고 있다는 신호이니 빨리 치과에 가야 한다.

우리가 먹는 음식의 맛도 무시할 수 없다. 시고, 짜고, 달고, 맵다. 정말 별걸 다 먹는다 싶을 정도로 다양하다. ph나 농도의 차이가 엄청나다. 화학적 자극이다. 때문에 단단한 치아 구조에도 부식이 일어날 수 있다. 잇몸에 조금만 상처가 나도 아파서 닿기 힘들다. 여기에는 침이 중요하다. 화학적 자극은 침이 주로 방어한다.

입안은 항상 촉촉하다. 침이 입안 전체 표면을 싸고 있기 때문이다. 침은 수분으로 ph나 고농도의 화학적 자극을 중화하고, 음식 찌꺼기를 씻어내기도 하며, 소화액 성분으로도 작용한다. 아주 중요하다. 나이가 들면 자연스럽게 침의 양이 줄어든다. 그렇게 되면 같은 음식에도 치아가 더 쉽게 부식되고, 더 잘 썩고, 소화가 더뎌진다. 물을 자주 마셔서 입안을 촉촉하게 유지하는 것이 좋다.

콜라나 식초에 치아를 담그는 실험을 본 적이 있다. 산에 의해서 표면에서 부터 부식이 일어난다. 입안에서는 어떨까. 콜라나 식초를 포함한 자극적인 음식이 들어오면 침의 분비가 폭발적으로 늘어난다. 이렇게 분비된 침의 방어 작용 덕분에 입안에서는 치아 부식이 쉽게 생기지 않는다.

사실 음식을 먹는다는 것 자체가 큰 도전이다. 앞에서 살펴본 것처럼 음식을 씹어먹을 때마다 극심한 물리적, 화학적 변화가 발생한다. 온도 변화도 크다. 이것들은 대단히 큰 자극이다. 치아와 잇몸이 여기에 잘 맞게 설계되어 있기 때문에 큰 불편 없이 먹을 수 있는 것이다. 그냥 되는 것은 아니다.

나이가 들어서도 모든 음식을 잘 먹을 수 있다면 정말 큰 축복이다. 입안은 사소한 불편함이 자주 오고, 치아는 병이 나기 마련이다. 가혹한 환경에 하는 일이 힘해서 생기는 것이다. 평소에 없던 불편함이 생기면 되도록 빨리 치과에서 확인하고 치료받는 것을 당연하게 생각하면 좋겠다. 이것이 먹고 싶은 것을 오랫동안 전부 먹을 수 있는 가장 확실한 방법이다.

네 번째 비밀:
평생을 지켜줄
치아 관리 로드맵

치아의 병은 본인 스스로의 직접 관리로 모두 해결할 수 없다. 직접 할 것 과 치과의 도움을 받을 것을 나눠서 실행하는 것이 중요하다. 이 장에서는 나이에 따라 주의해야 할 병과 그 관리에 대해 살펴보고자 한다.

충치

충치는 일생 모든 치아에 생길 수 있다. 다만 특별히 잘 생기는 시기와 위 치가 따로 있다.

우윳병 충치라는 것이 있다. 생후 6개월에서 2년 정도의 아기에게서 생긴다. 분유를 먹으면서 잠이 들면, 자는 동안 분유가 입안에 계속 남아 있으니 당연히 충치가 생긴다. 정말로 입안의 모든 치아에 충치가 생긴다. 굉장히 무서운 병이다. 아이가 어려서 치료도 어렵다. 유치 전체를 잃을 수도 있다. 아이의 인생에 정말 큰 불행이 된다. 두고두고 힘들다. 절대 분유를 입에 물린 채 아이를 재우면 안 된다. 자기 전에 아기 전용 칫솔이나 거즈에 전용 치약을 써서 꼭 닦아 줘야 한다. 재우기가 어렵다면 공갈 젖꼭지를 쓰거나 분유 대신 물을 먹이는 방법을 써야 한다.

아기는 생후 1년 안에 치과에 방문하여 관리를 시작하는 것이 좋다. 6개월에 한 번은 방문하여 충치와 부정교합에 대해 확인하는 것이 안전하다. 아기가 일반 치과에 가기 어렵다면 어린이 치과를 찾아 방문한다. 6개월 간격으로 치과에 다니는 것을 습관화하여 평생을 유지하기 바란다.

만 6세 전후로 첫 번째 영구치인 어금니가 나온다. 씹는 면의 홈이 깊어 음식이 잘 끼고, 위치도 제일 끝 구석이라 닦기도 어렵다. 충치가 잘 생긴다. 반드시 정기적으로 확인해야 한다. 홈이 깊은 영구치에는 충치 예방을 위한 실런트치료가 가능하다. 홈이 깊은 부위를 인위적으로 막는 것이다. 모든 영구치에 필요한 것은 아니니 치과에서 직접 검사와 확인이 필요하다.

중고생의 치아는 유치가 모두 빠지고 영구치가 전부다. 아직 청소년이지만 치아는 성인의 치아를 가진다. 그러니 치아 관리가 어렵다. 초등학생 이하는 부모가 직접 닦아주거나 양치질을 시킬 수 있지만 중고생은 그렇지 않다. 스스로도 잘 안 닦는다. 치과에 기리고 해도 아프기 전에는 절대 안 간다.

끌고 가기도 힘들다. 요즘 아이들은 바빠서도 못 온다.

바로 나온 영구치는 표면의 홈이 깊어서 음식이 잘 끼고 빠지지 않는다. 치아가 반쯤 나온 상태에서 잇몸이 덮고 있는 부위가 썩기도 한다. 이렇게 되면 계속 음식이 낀 상태로 굉장히 빨리 썩는다. 6개월에 한 번은 반드시 체크하는 것이 좋다. 물론 가장 좋은 것은 아예 충치가 생기지 않는 것이다. 당연하지만 쉽지 않다. 혹시 충치가 생겼다면 영구치의 첫 번째 충치치료는 매우, 매우 중요하다. 평생의 치아 건강이 여기에 달려 있다 해도 과언이 아니다.

청소년기에는 아직 얼굴이 다 자라지 않아서 입과 턱이 작다. 그래서 치료가 힘들다. 잘 보이지 않고 기구 접근도 어렵다. 아직 어리니 일단 대충 치료하고 나중에 제대로 하면 된다고 생각하기 쉽다. 절대 그렇지 않다. 영구치는 한번 나서 평생 쓰는 치아다. 처음 치료를 특히 신경 써서 해야 한다.

충치치료는 충치를 제거하고 그 부위를 인공 재료로 대체하는 것이다. 이 인공 재료는 수명이 있다. 반드시 충치가 다시 생긴다는 뜻이다. 한번 치료할 때 최대한 잘 해서 오래 쓰는 것이 좋다. 특히 나이가 적을수록 앞으로의 시간이 많이 남은 것이다. 영구치의 첫 충치치료가 오래 가야 평생 치과치료가 가벼워진다.

다시 생긴 충치는 아프기 전에 찾아서 재치료로 보강하는 것이 정답이다. 모두 정기 검진을 통해 가능하다. 특히 중고등학교 시절은 관리가 많이 필요하나 소홀하기 쉬운 때다. 부모가 각별히 신경 써야 한다.

20대 이후에는 일 년에 두 번, 6개월에 한 번 정도 정기 검진을 받으면서 관리하면 된다. 충치치료는 아프기 전에 하는 것이 맞다. 일단 시리거나 불편한 느낌이 오면 치료가 복잡해지고 치아도 많이 약해진다. 정기 검진으로 아프기 전에 치료받도록 한다.

60대 이후에 다시 변화가 온다. 닦는 데에 부족함이 생기고, 침이 줄어들어 충치가 더 잘 생긴다. 정기 검진에 각별히 신경 쓰고 그때그때 필요한 치료로 확실히 대처해야 한다. 치료가 반복되면서 충치로 인해 결국 뽑아야 하는 치아가 나온다. 적극적인 대처가 필요하다. 치과 주치의와 상의해서 되도록 빨리 치료에 임해야 하겠다.

잇몸병

잇몸병은 나이가 중요하다. 10대, 20대 시절에는 아무도 잇몸 걱정을 하지 않는다. 하지만 40대 이상은 모두가 잇몸병을 가지고 있다 해도 과언이 아니다. 잇몸이 약해지는 것은 노화 현상 중 하나다. 피할 수 없다. 관리를 얼마나 잘 하냐의 문제이니 20대 후반부터 관리하는 게 좋다. 양치를 꼼꼼하게 하는 것은 기본이다. 매일 치실을 사용하는 습관을 만들고, 음식이 잘 끼는 부위는 치간칫솔이나 기타 보조 기구를 사용하는 데 익숙해지는 것이 좋다. 닦는 법에 대해서는 부록으로 책의 말미에 좀 더 자세히 다루어 보겠다.

20대 후반부터는 최소 1년에 한 번 이상의 스케일링을 받는다. 개인차가 있지만 6개월에 한 번 정도가 권장된다. 스케일링은 잇몸치료의 시작이다.

평생 꾸준히 받는 게 중요하다. 정기 검진과 스케일링을 묶어서 한번에 받으면 된다.

마취가 필요한 깊은 잇몸치료도 있다. 잇몸치료는 상태를 보고 필요에 따라 시행한다. 치과의사가 직접 판단하는 내용이다. 검사 후에 상의하면 된다. 잇몸병은 별로 느낌이 없다. 아프면 늦은 것이다. 중요한 것은 특별히 불편하지 않아도 시기를 놓치지 않고 치과에 잘 방문하는 것이다.

부정교합

치열은 치아의 배열을 말한다. 가지런한 치열은 보기도 좋고 치아 건강에도 중요하다. 좋지 못한 치열은 부정교합이라 부르고 병으로 취급된다. 현재의 치열이 부정교합인지 치료가 필요한지를 판단하는 것 자체가 직접 하기 어려운 일이다. 전문지식을 요한다. 반드시 치과의 도움이 필요하다.

치열에 문제가 있는지, 문제가 있다면 어떤 치료를 언제 해주는 것이 좋을 지 모두 간단하지 않다. 기억할 것은 아이가 어렸을 때부터 치과에서 계속 확인하고 검사 받아야 한다는 것이다. 치열은 얼굴형과도 연관이 깊다.

치열과 얼굴은 같이 자란다. 치아가 나면서 치열이 자리를 잡는데, 이 시기가 얼굴 성장하는 시기와 일치한다. 코 밑, 입주변의 얼굴 모양은 특히 치열과 직결된다. 치열이 바르게 자리 잡지 못하면 무턱, 주걱턱, 돌출입이 생긴다. 교정치료로 얼굴형을 바로잡는 시기가 있다. 무턱, 주걱턱, 돌출입이 자리를 잡으면 이미 늦다. 기미가 보이면 미리 치료에 들어가는 것이 좋다.

보통 6-7세부터 10세 정도까지가 가능하다. 앞니가 거꾸로 물리거나, 위 앞니만 튀어나오는 등의 얼굴 모양을 유심히 보아야 한다. 어려서부터 치과 정기 검진을 꾸준히 받았다면 주치의가 찾아낸다. 그때 상의하면 된다.

주걱턱이나 무턱이 심하면 수술을 필요로 하지만 치아 교정치료로 예방 가능하다. 시기를 놓치면 기회가 사라진다. 아이와 함께 일 년에 두 번은 치과에 가야 한다. 이렇게 치과를 주기적으로 방문하는 습관을 길러주는 것이 무엇보다 중요하다.

부정교합은 병이나 습관에 의한 후천적인 원인에 의해서도 생긴다. 특히 후천적 원인으로 인한 편측 저작은 주의를 요한다. 한쪽으로 씹는 것이 습관이 되어 생기는 부정교합이다.

한쪽으로만 씹으면 얼굴이 틀어진다. 많이 씹는 쪽의 얼굴 근육이 더 커진다. 입을 열고 닫는 근육 중에 특히 아래턱과 볼 쪽 근육이 더 발달하면서 두터워지는 것이다. 뼈의 길이도 달라진다. 많이 쓰는 쪽의 턱뼈 길이가 길어지면서, 턱 끝이 한쪽으로 치우치게 된다.

양쪽 얼굴이 완전히 대칭인 사람은 없다. 하지만 이렇게 얼굴이 틀어지기 시작하면 그 정도가 심해져서 확연히 눈에 띄어 많이 거슬린다. 게다가 한번 이렇게 모양이 잡히면 씹는 습관을 바꿔도 예전으로 돌아오지 않는다. 얼굴형의 비대칭은 성형 수술을 해야 바로잡을 수 있다. 별 생각 없이 한쪽으로만 씹다가는 낭패를 보게 된다.

특히 성장기 아이들은 변화가 더 빠르고 심하게 온다. 초등학교 고학년에서 고등학교까지의 시기를 주의해야 한다. 그나마 성장기에는 습관을 초기에 바로잡으면 다시 얼굴형이 돌아오기도 한다. 아이들의 얼굴을 잘 살펴볼 필요가 있다. 먼저 한쪽으로 씹게 된 원인을 찾아서 해결해야 한다. 보통은 충치로 인한 불편함으로 시작되는 경우가 많다. 그리고 습관을 조절하여 확실히 고쳐야 한다. 역시 치과의 도움이 필요하다. 시기만 놓치지 않으면 수술 없이 반듯한 얼굴로 바로잡아줄 수 있다.

대부분의 관리가 치과와 함께 장기적으로 하는 것들이다. 치아 때문에 많이 고생했던 분들이 자녀들 정기 검진은 철저하게 지키는 모습을 자주 본다. 충치나 잇몸병에 대한 대처법을 이제 아신 것이다. 스스로 충실히 관리하는 것도 중요하지만 미리 좋은 치과를 곁에 두고 잘 활용하는 것 또한 중요하다.

다섯 번째 비밀:
치료는 타이밍이 생명이다

치아 치료는 언제 받는 것이 좋은가? 보통 아프거나 불편할 때 받는다고 대답하겠지만, 정답은 병이 나면 받는 것이다.

병이 난 시점과 아픈 시점이 다르면 간격이 생기게 된다. 아프지는 않은데 병이 생겼을 때 치료를 받아야 한다. 아직 손상이 적어서 치료 결과도 좋고, 비용이나 시간도 훨씬 적게 든다. 하지만 평소에 치아 관리에 관심을 두지 않으면 이러기는 어렵다. 대부분은 확실히 문제가 있다고 느끼거나 통증이 시작될 때 치과에 온다. 조금 늦었지만 치료를 시작하면 바로 통증이 사라진다. 몇 번의 치료를 받으면 다시 씹을 수 있도록 치료가 가능하다.

확실히 문제가 있다고 느끼고 통증이 시작되는 단계에서 버티면 극심한 통증으로 이어진다. 아예 못 씹고, 잠도 못 잔다. 일단 안 아프게 만드는 데에도 몇 번의 치료가 필요하고, 다시 씹고 회복하기 위해서는 꽤 여러 번 치과에 가야 한다. 치아를 잃는 경우도 생긴다.

가끔은 극심한 통증을 진통제로 버티거나, 치과에서 통증만 해결하고 제대로 치료를 마무리하지 않는 경우가 있다. 이러면 치아를 잃게 되어 새로 이를 해 넣어야 한다. 시간상으로 금전적으로 손해가 이만저만이 아니다. 이렇게까지는 되지 않아야 한다.

치아에 생기는 가장 흔한 병은 충치와 잇몸병이다. 사람이 음식을 먹는 한 사라지지 않을 병이다. 통증이 심하고 치료도 힘들다. 많은 사람들이 고통받는 병이다.

처음부터 통증이 오는 것은 아니다. 꽤 심해져야 아프기 시작한다. 모르고 당하는 셈이다. 미리 알았다면 훨씬 쉽고 안 아프게, 비용도 적게 치료가 가능하다. 타이밍이 생명이다.

충치는 이가 썩는 것이다. 치아는 표면이 가장 단단하고, 그 안쪽은 약간 무르다. 가장 안쪽에는 신경이나 혈관이 차 있다. 표면에서 충치가 시작되어 안쪽으로 점점 파고든다. 충치가 표면을 지나 무른 층을 다 망가뜨린 뒤 신경에 가까이 가면서 느낌이 나기 시작한다. 병의 진행으로 치면 말기다. 말기가 돼야 통증이 생기는 것이다. 이렇게 되면 신경치료라는 것을 하게 된다. 신경치료는 크라운으로 마무리한다. 충치 말기의 치아를 살려서 쓰는 것이라 치아는 많이 약해져 있으며, 치료도 힘들고, 비용도 많이 든다.

충치가 표면이나 무른 층까지 진행되었을 때는 충치치료를 하면 된다. 병이 초기나 중기 정도 진행된 셈이다. 충치를 파내고 때우는데, 충치의 위치나 깊이에 따라서 몇 가지 방법 중에 골라서 치료한다. 훨씬 수월하다. 치료가 별로 아프지 않고, 시간과 비용도 절반 이하다. 이때 치료를 받아야 한다.

신경치료하고 씌운 치아에서도 충치가 다시 생긴다. 신경치료를 받은 치아는 감각을 느끼지 못한다. 썩어도 아프지 않다. 크라운 안의 치아가 모두 썩어서 크라운이 빠지거나, 뿌리까지 썩어서 아프면 그제야 알게 된다. 아파서 치과에 가면 치아를 잃게 된다. 의사가 임플란트를 하자고 한다. 흔한 일이다. 이런 충치도 미리 알면 치료가 가능하다. 충치 부위를 제거하고 다시 크라운해서 사용하는 것이다. 아프기 전에 알아내는 것이 중요하다. 치과의사가 정기적으로 보면 대부분 찾아낸다.

잇몸병은 잇몸에 염증이 생기는 것이다. 치아는 그 뿌리를 잇몸이 감싸고 있다. 잇몸 안쪽에 치조골이라 하는 뼈가 있다. 잇몸에 염증이 생기면 치조골이 파괴되고, 염증이 뿌리 쪽으로 깊어진다.

염증이 깊어지면 치아가 흔들린다. 붓고 아프다. 병의 진행으로는 말기다. 치아를 빼야 끝난다. 현재 의술로는 잇몸병 말기는 치료 불가능하다. 치아를 잃게 된다. 손해가 막심하다. 이를 해 넣어야 하니 시간과 비용이 몇 배로 뛴다.

잇몸병은 초기, 중기에도 증상이 있다. 피가 나고 붓는다. 다만 불편함이 크지 않고, 며칠 버티면 그냥 없어지는 일이 많다. 이렇게 되면 치료 시기를 놓치게 된다. 이 시기에만 발견해도 스케일링이나 간단한 잇몸치료로 해결이 된다. 그러면 비용이 바의 반도 들지 않는다.

어쩔 수 없이 치아를 빼야 한다면 그 이후의 치료에도 타이밍이 있다. 치아가 빠지고 나면 그 자리가 비어 있게 된다. 이렇게 빈 공간이 생기면 주변 치아들이 빈 자리로 움직이기 시작한다. 개인차가 있지만 몇 달 정도 지나고 나면 확연히 움직임이 보인다. 주변 치아들이 움직이면서 치열이 틀어지게 되면 치료가 점점 더 어려워진다. 원래 있던 치아 공간이 좁아지면서 아예 치료가 불가능할 수도 있다. 이가 몇 개 없다고 아예 못 먹진 않으니 별로 불편하지 않다고 하는 사람도 있다.

그렇지만 큰 오산이다. 더 불편해지기 전에 치료를 시작해야 한다. 치아가 빠진 지 1년 안에 이를 해 넣는 치료를 완료하는 것이 좋다. 개인별, 부위별 차이가 있을 수 있으니 치과의사와 상의하자.

치과 치료는 언제 받는 것이 좋을까? 일이 커지기 전에 받아야 한다. 스스로는 알 수 없다. 도움이 필요하다. 평소에 정기 검진을 통해 관리해야 한다.

정기 검진이란 아프지 않아도 일정 기간이 지나면 치과에 방문해서 검사받는 것이다. 보통 1년에 한두 번 방문해서 스케일링을 하고, 치과의사가 간단히 검사하고 상태를 확인한다. 병이 보이면 바로 치료한다. 한 치과에 오래 다녀야 가능하다. 치과 선택을 공들여 했다면, 치료 후에 정기 검진을 꼭 받도록 하자. 치과에서 별 얘기가 없으면 연락을 달라고 해도 된다. 요즘은 대부분의 치과가 정기 검진을 열심히 한다. 때가 되면 문자도 보내준다.

이렇게 관리하는 사람들이 이미 의외로 많다. 아직도 아파야 치과에 간다고 생각한다면, 평소에 미리 관리받는 스마트한 부류로 합류하길 바란다.

제 4장

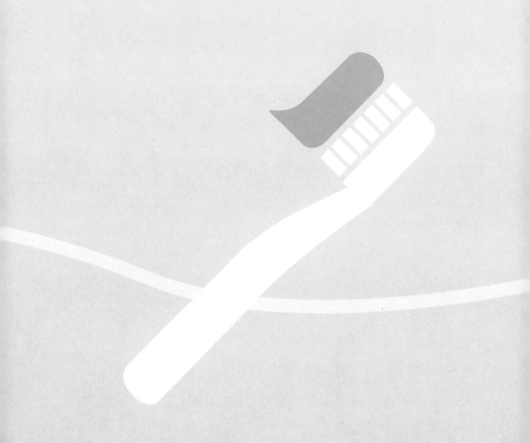

당신이 절대 모를
치과와 치과의사의 비밀

여유 있어 보인다?
절대 아니다

개원 초창기 시절 선배와 식사 자리였다.

> 최 원장! 내 최고 악몽 들어볼래?
>
> 치과에 출근을 했는데 예약표가 비어 있는 거야.
>
> 근데 대기실은 사람들이 가득한 거지.
>
> 물어보니 모두 인레이가 떨어졌다고⋯ 다 아는 얼굴인데⋯
>
> 누구는 웃으면서, 누구는 화내면서, 소리 지르는 사람도 있고⋯
>
> 깜짝 놀라 깼어.

생각만 해도 오싹하다. 이건 진짜 악몽이다.

인레이는 가장 자주 시술하는 충치치료법이다. 충치를 제거한 다음에 본을 떠서 인공치아를 만들어서 그 자리에 다시 붙인다. 시간이 지나면 만든 것이 떨어지거나 충치가 다시 생긴다. 수명이 다하는 것은 자연스러운 일이다. 하지만 자신이 치료했던 부위를 다시 치료하는 건 항상 어렵다. 게다가 기간이 얼마 지나지 않은 치료가 말썽이면 면목이 없다. 이런 일이 하루에 한 건만 있어도 종일 힘들다. 대기실에 이런 환자가 가득 있다면 치과의사에게는 정말로 악몽이다.

충치나 잇몸병이 생기는 부위는 음식이 끼는 부위다. 누구나 양치는 한다. 잘 닦이는 부위에는 병이 생기지 않는다. 병이 난 부위는 기본적으로 잘 닦이지 않고, 잘 보이지 않으며 구석진 곳이다. 치료는 이런 부위에 한다. 잘 보이지 않는다. 구석진 곳은 기구가 잘 들어가지 않는 데다가 기구에서 물이 나와서 더 안 보인다. 상당히 난처하다. 이러한 상황에서 정확히, 정교하게, 안 아프게 해야 한다. 대단히 어렵다.

충치치료는 충치를 제거하는 것이 시작이다. 충치는 아주 고약한 부위에 생긴다. 가장 안쪽 치아, 치아 사이사이, 잇몸 밑, 앞니 뒷쪽 등이 주요 부위이다. 안 보이는 부위의 충치를 정확히 제거하는 것은 보통 일이 아니다. 충치를 제거한 후에는 때우거나 씌워서 마무리를 한다. 때우고 씌우는 것은 정교함이 생명이다. 수명에 직결되기 때문이다. 정교해야 오래간다. 보이지도 않고, 기구도 잘 안 들어가는데 정교함을 유지해야 하고, 그 차이가 시간이 지나면서 다 드러나니 압박이 심하다. 때로는 치아를 뽑아서 치료하고 다시 넣는 상상을 하기도 한다. 치료를 하다 보면 입안에 거의 들어갈 법한 자세를 취할 때도 있다. 얼굴 가득 물, 피, 침으로 범벅이 되기도 한다. 이 정도까지 해야 할 때가 꽤 자주 있다.

잇몸치료는 치석을 제거하는 것이다. 치석은 닦기 어려운 부위에 생긴다. 치아 사이에 생기기 시작해서 잇몸으로 파고들어 결국 잇몸 밑으로 가득 쌓인다. 잘 안 보이고 기구도 안 들어간다. 단단히 굳은 치석은 떨어지지도 않는다. 게다가 피가 나니 더 안 보인다. 마취를 하고 꽤 공을 들여 제거해야 해서 힘도 많이 들어간다. 간혹 기구가 부러지기도 한다. 손목, 팔이 뻐근하다. 거의 막노동 하는 수준이지만 깨끗해진 치아를 보면 아주 상쾌하다.

환자가 입이 작거나, 위아래로 크게 벌리지 못하거나, 혀가 크거나, 덜덜 떨거나, 계속 움직이면 치과의사는 괴롭다. 정말 힘들다. 하지만 치료는 실패 없이 이루어져야 한다. 치과 치료는 그 결과가 한눈에 드러나기 때문에 대충이 없다. 치과 치료가 절대 만만하지 않은 이유다. 스트레스를 많이 받는 일이다.

아무리 잘된 치료도 한계가 분명하다. 때우거나 씌우는 치료는 수명이 있어서 결국은 다시 치료해야 하는 날이 온다. 피할 수 없는 것이다. 잇몸치료로 아무리 깨끗하게 해놔도 시간이 지나면 다시 치석이 생긴다. 사람은 음식을 계속 먹으니 자연스러운 일이다.

치료는 뭐 하나 쉬운 것이 없고, 잘된 치료도 시간이 지나면 다시 해야 한다. 자연스러운 일이지만, 믿고 의지한 환자에게 미안한 마음이 든다. 상세하고 분명하게 설명한다. 절대 쉽지 않다. 이것이 치과의사의 어려운 점이다. 겉으로는 여유 있어 보여도, 속으로는 항상 긴장한다. 매 순간 최선을 다해야 하고, 별일 없이 회복하길 빌어야 한다. 환자가 오랜만에 병원에 나타나면 반갑기도 하지만 걱정이 앞선다. 무슨 일일까? 혹시 인레이가 떨어졌나? 아픈 사람을 만나는 직업은 이런 것이다. 좀 서글프다.

누가 뭐래도 이가 아프면 돌봐줄 사람은 치과의사들이다. 치아에 나는 병은 절대 만만하지 않다. 그렇기에 다들 겉으로는 여유 있어 보여도 항상 긴장과 스트레스의 연속에 있다. 그들에게 좀 더 너그러워지자. 그들도 당신에게 그렇게 할 것이다. 그리하여 좀 더 가까워지고 서로 이해하는 관계가 되었으면 한다. 서로에 대한 이해와 좋은 관계를 유지하는 것이 당신의 치아에도 더 이득이기 때문이다.

해 넣은 이는 평생 간다?
그러다 큰코다친다

금니도 썩어요?

자주 받는 질문이다. 그렇다. 금니도 썩는다. 물론 금 자체가 썩지는 않는다. 금과 닿아 있는 치아가 썩는 것이다.

해 넣은 이는 금니만 있는 것이 아니다. 아말감도 있고, 레진도 있고, 세라믹도 있고, 일반 금속도 있다. 모두 다시 썩는다. 언제 썩느냐의 문제일 뿐이다. 그나마 금니는 평균적으로 꽤 오래간다. 좋은 재료다.

얼마나 오래 가는가가 수명이다. 이를 해 넣는다는 것은 병으로 없어진 치아 부분을 인공 물질로 대체하는 것이다. 수복한다, 재건한다 등으로 표현한다. 시간이 지나면 수복물 주변에 충치가 다시 생긴다. 수복물이 깨지거나 빠지고, 치아가 아프고, 주변의 색이 검게 변하기도 한다. 불편함이 생기는 것이다. 이렇게 되면 다시 치과에 가서 재치료에 들어가야 한다. 원래 되어 있던 치료 부위에서 더 생긴 것이라, 충치는 더 커지고 깊어진다. 때우는 크기가 더 커지거나 신경치료를 하게 된다. 레진으로 입안에서 직접 때웠던 방식이 본을 떠서 제작하는 인레이나 온레이 방식의 충치치료로 바뀐다. 신경치료를 하면 치아 전체를 씌우는 크라운치료가 필요하다. 치료가 반복될수록 치료 부위는 더 커지고 방법도 복잡해진다. 치료 부위가 커질수록, 치료 방법이 복잡해질수록 수명이 짧아지는 게 보통이다.

하나의 치아를 놓고 보면 치료 부위가 커지는 것은 병이 든 치아 부분의 크기가 늘어나는 것을 말한다. 건강한 부위는 점점 줄어든다. 치아는 약해지고, 깨지거나 부러질 가능성이 커지니 수복물의 크기는 점점 커진다. 더 크게 때우고, 결국은 씌우게 된다. 충치는 치아와 수복물의 경계 부위에서 시작된다. 수복물이 클수록 경계 부위는 늘어나고, 충치는 더 잘 생긴다.

충치치료는 받으면 받을수록 점점 더 할 것이 많아진다. 치료가 반복될수록 치료 부위는 커지고 복잡한 치료가 필요해진다. 수명은 점점 짧아진다. 충치가 주변 치아로 번지기도 한다. 치료할 치아는 늘어나고 재치료 시점은 짧아진다. 시간과 비용은 계속 늘어나고 치료는 더 고통스러워진다. 치료에 수명이 있다는 것은 이런 뜻이다. 잘 알고 대처해야 한다.

하지만 수명이 있어도, 더 늘어나거나 짧아질 수도 있다. 같은 충치를 치료해도 얼마 동안 편히 지낼 수 있느냐는 다르다. 수명은 어떻게 결정되는가? 치료가 얼마나 잘되었는가와 치료 후에 관리가 얼마나 잘되있는가에 따른다. 이것이 중요하다.

잘된 충치치료란 충치를 정확히 제거하고, 없어진 부위를 적합한 방법으로 정밀하게 시술한 것이다. 이는 치과의사의 실력이다. 치과의사의 충치치료 실력을 환자가 바로 판단하기는 어렵다. 환자가 할 수 있는 일은 좋은 병원을 선택하는 것이다. 앞에서 치료 후 오랫동안 편하게 지낸 경험을 공유하라고 말씀드렸다. 좋은 치과를 선택하는 방법이 실력 있는 치과의사를 찾는 방법이다. 병원을 선택한 뒤에는 믿고 맡겨야 한다.

관리는 환자 몫이 크다. 잘 닦아서 깨끗하게 유지하는 것이다. 해 넣은 이는 자연 치아보다 음식이 더 잘 끼고 덜 닦인다. 양치는 기본이고, 치실이나 치간칫솔도 사용한다. 치과에서 확인을 받는다. 잘 닦고 있는지 물어보고, 안 되는 부위를 찾아서 어떻게 닦을지 배우자. 주기적인 스케일링이 꼭 필요하다.

음식도 스스로 주의할 필요가 있다. 마른 오징어는 피하는 것이 좋다. 반건조가 적당하다. 얼음이나 알사탕처럼 단단한 결정체는 녹여 먹는다. 치아로 부수면 안 된다. 너무 단단한 음식이나 질긴 음식은 삼가야 한다. 치아가 깨지거나 부러지기 전에 조심해야 한다. 치료를 많이 받은 부위는 더욱 그렇다.

치과에서 정기 점검을 받자. 치료받은 부위들이 잘 있는지 확인하고, 문제가 생겼다면 바로 치료받는다. 정기 점검은 1년에 한두 번 정도 한다. 언제 갈지도 치과의사와 상의 가능하다. 관리를 잘하는 환자는 1년에 한 번 오기도 한다. 정기 점검시에 스케일링을 같이 하는 것이 좋다. 필요하면 잇몸치료도 한다. 양치질로 잘 닦이지 않는 부위는 항상 있기 마련이다. 이런 부위를 치과에서 전문적인 기구로 청소하는 것이다. 깨끗하게 유지하는 데 필수적이다.

임플란트에는 충치가 생기지 않는다. 전체가 금속이나 도자기 재질로 되어 있어서 썩지 않는 것이다. 충치는 없지만 잇몸병은 생긴다. 피 나고 흔들리고 빠진다. 초기에 찾아내면 치료해서 유지 가능하다. 간혹 임플란트 뿌리가 부러지기도 한다. 부러지면 염증이 생기고 붓고 아프다. 부러진 임플란트는 치료가 불가능하다. 빼고 다시 하는 것이 맞다. 임플란트도 수명이 있다. 오래 쓰는 비결은 충치치료와 같다. 잘하는 병원에서 하고, 깨끗하게 쓰고, 거친 음식을 조심하고, 정기 점검 잘 받는 것이다. 기본적인 방법이다.

해 넣은 이는 수명이 반드시 있다. 하지만 수명을 최대한 연장시킬 수는 있다. 아주 오래오래 편히 쓰기를 바란다.

치아 수명에
현명하게 대처하자

　자연 치아도 수명이 있을까?

　당연히 있다. 자연 치아의 수명은 이가 빠지는 시점이다. 병이 나서 빠지고, 사고로도 빠진다. 간혹 아예 나지 않기도 한다. 확실히 수명은 있으나, 아직까지 정확히 알지는 못한다. 사람들의 치아가 언제 빠졌는지의 정확한 조사가 없기 때문이다. 치아의 평균 수명도 조만간 알게 되길 기대한다.

　앞서 해 넣은 이의 수명에 대해서 이야기했다. 치료한 보철물의 수명과 수명을 최대한 연장하는 방법도 중요하지만, 자연 치아의 수명을 최대한 길게 연장하는 것도 중요하다. 자기 치아를 평생 건강하게 유지한다면 100점 만점이다. 자연 치아도 깨끗하게 잘 닦고, 음식을 조심하고, 정기 관리를 잘 받는 것이 최선이다. 다만 이렇게 하더라도 병은 생기니 치료가 필요하게 된다. 결국 자연 치아를 잃는 상황이 온다. 늙는다는 것은 이런 것이다.

2080이라는 말이 있다. '20개의 치아를 80세까지 유지한다'라는 뜻으로, 일부 치과의사들의 목표를 구호로 만든 것이다. 20개의 치아라면 벌써 8개는 뺀 것이다. 목표가 이 정도니 현실에서는 훨씬 적은 치아가 남는다. 수명을 잘 알고 관리하여 최대한 연장하는 것도 중요하지만, 그 이후에 빼야 하는 상황이 왔을 때 올바르게 대처하는 것도 중요하다. '치아 수명에 현명하게 대처한다'는 것은 '치아 수명을 최대한 연장한다'는 것과 다르다. 치아를 '언제' 뺄지를 결정하는 것이다.

병이 난 치아를 계속 방치하면 결국은 저절로 빠진다. 수명을 다한 것이다. 이런 경우도 있다. 약간 불편해서 치과에 가니 느끼는 증상보다 병이 깊다며 치과의사가 빼고 임플란트를 할 것을 권한다. 아깝지만 의사의 의견을 따라 치아를 빼고 치료받았다. 이것도 수명이다.

방치한 것도 선택이고, 의사의 의견을 따른 것도 선택이다. 어떠한 선택을 해도 그에 맞는 결과가 따른다. 저절로 빠진 부위는 임플란트 치료가 어렵거나 불가능하다. 어렵게 한 임플란트는 약하다. 그 수명이 평균 이하다. 임플란트도 너무 많이 상하기 전에 하는 것이 튼튼하고 오래간다. 물론 무조건 빼자는 것은 아니다. 자기 치아를 빼지 않고 쓰는 것이 가장 좋다. 하지만 뺄 수밖에 없는 상황으로 가고 있는 것이 확실하다면, 너무 오래 두는 것은 어리석다. 이는 어려운 판단이다. 치과에서 치아를 빼는 결정은 신중하다. 명확한 기준들이 있으나 보통은 보수적으로 적용한다. 역시 의사가 판단하는 영역이다. 좋은 치괴를 골라야 하는 또 하나의 이유나. 낭신의 치아를 자신의 치아처럼 돌보는 치과의사라면 그의 의견은 당연히 따라야 한다.

해 넣은 이의 수명에도 같은 원리가 적용된다. 금니의 수명을 어떻게 볼 것인가?

금니가 저절로 빠지면 수명을 다한 것이다. 이미 치아는 많이 상한 상태다. 치과에서 검진을 받다 보면 크게 아프지 않은데도 금니에 문제가 있으니 다시 치료하는 게 좋겠다고 하는 경우가 있다. 이렇게 해서 금니를 바꾸는 것도 수명이 다한 것이다. 직접 선택한 좋은 치과라면 당연히 의사의 말에 따르는 것이 이롭다.

치료의 타이밍과 비슷하다. 아픈 치아는 이미 많이 상한 치아라 앞서 말씀드린 바 있다. 많이 상한 치아는 치료해도 얼마 못 가서 다시 탈이 난다. 치료가 더 자주, 더 많아진다. 악순환이다. 치료 시점을 잘 잡아서 너무 많이 상하기 전에 다시 치료하면 비슷한 정도의 수명으로 계속 유지할 수 있다. 이는 선순환까지는 아니지만 선방은 된다.

중요한 것은 '언제 치료에 들어갈 것인가?'라는 결정이 그 다음 치료의 수명에 결정적인 영향을 준다는 것이다.

인간이 수명을 다하면 병원에서는 더 이상 할 일이 없다. 그러나 치과는 다르다. 치아가 수명을 다하면 이를 빼고 치료하여 다시 씹을 수 있게 한다. 항상 그 다음의 치료가 있는 것이 치과다. 예전에는 틀니, 브릿지가 있었다면 지금은 임플란트가 있다. 내 치아가 병이 깊어 언제까지 쓸지를 결정해야 한다면, 치아의 상태도 중요하지만 빼고 난 후의 임플란트치료도 반드시 고려해봐야 한다.

　금니도, 틀니도, 때운 것도, 씌운 것도 모두 다시 치료가 필요해진다. 그 다음 치료가 있는 것이다. 시기를 조금씩만 당겨도 다음 치료가 훨씬 수월하고 오래간다. 완전히 수명이 다해 망가질 때까지 두지 말자. 중간에 차단하고 스스로 수명을 결정하는 것이 훨씬 현명한 것이다.

　지금의 결정이 다음 치료의 수명에 결정적인 영향을 끼친다. 이것이 수명에 대해 현명한 대처가 필요한 이유다.

치과 보험,
나라면 가입한다

치과 보험 전성시대다. TV 채널을 돌리면 어느 홈쇼핑에서든 하나 이상 보인다. 보험사도 앞다투어 계속 상품을 내고 있다. 가입이 많다는 반증이다. 처음에는 몇 개의 보험사에만 있더니, 이제는 모든 보험사에 치과 보험이 다 생긴 것 같다. 돈이 되는 모양이다.

앞서 말했듯이 치아는 병이 잘 생긴다. 한 번의 치료 후에도 계속 관리가 필요하고, 결국 재치료로 이어진다.

기본적으로 치과에 안 가고 살기는 어렵다. 한번 치료가 시작되면 점차 늘어난다. 줄어드는 일은 없다. 비용도 계속 들어가기 마련이다. 비보험 항목이 많아서 비용 부담도 크다. 이러한 치과치료의 특성을 생각하면 보험이 도움이 된다.

나는 보험을 파는 사람은 아니다. 다만 치과를 잘 아는 사람으로 요즘 파는 치과 보험이 환자에게 도움을 줄 수 있겠다고 생각한다. 치과는 비용 부담이 큰 치료라 미리 대비하면 좋다. 거기다가 요샌 워낙 이런저런 치료가 흔하고 많아서 보장 내용을 충분히 활용할 수 있어 보인다.

치과 보험을 가지고 있다면 치료 전에 미리 알려주는 것이 좋다. 보장되는 내용과 필요한 치료를 잘 맞춰서 계획하면 더 도움이 된다. 아플 때만 치과에 간다면 보험에서는 손해가 날 수도 있겠다. 하지만 올바른 치료 타이밍과 수명에 대한 현명한 대처를 위해서라면 치과 보험은 좋은 방법이 될 수 있다. 적어도 돈 걱정은 좀 줄어들 테니 말이다.

개업 1년차 대표 원장
vs
10년 베테랑 봉직의

봉직의라는 말이 생소하게 느껴질 수도 있다. 흔히 페이 닥터라고도 한다. 급여를 받고 진료하는 의사다. 대표 원장은 개원의를 말한다. 개원의는 자기 병원을 직접 운영하는 의사고, 개인사업자다. 치과는 개원의가 특히 많은 과다. 자기 병원에서 직접 진료하는 의사가 많다.

개원의와 봉직의를 단순 비교할 수는 없다. 개원에도 다양한 방식이 있고, 봉직의도 그 직책이나 업무에 차이가 많다. 하지만 환자 입장에서 미리 알고 있으면 도움이 될 만한 내용들이 있다.

앞에서 치과의사 선배가 인레이가 떨어진 환자들에게 둘러싸인 악몽을 꾼 적이 있다는 이야기를 했다. 선배의 두려움은 자신이 시술한 환자를 다시 만나는 데 있었다. 아무리 열심히 치료해도 결국 수명이 다하고 탈이 난다.

수명이 다한 치료를 다시 보고, 다시 설명하고, 다시 치료하는 것에 대한 스트레스가 꿈으로 나타난 것이다. 게다가 치료한지 얼마 안 된 치료가 말썽이면 환자의 불만까지 감당해야 하니 이만저만 힘든 것이 아니다. 의사로서 매 순간 치료에 최선을 다하는 것은 당연하다. 이런 스트레스가 치료에 더 집중하도록 만든다. 지금 하고 있는 치료는 내가 책임져야 한다. 반드시 다시 만나기 때문이다. 그러므로 문제가 생기면 곤란하다.

봉직의와 개원의 중에 누가 더 이런 생각이 강할까? 당연히 개원의다. 자연스러운 것이다. 조직에 속해 있고 월급을 받는 입장과 내가 주인이고 직접 책임을 지는 입장은 확연히 다르다. 입장의 차이가 있으니 마음가짐에도 차이가 난다는 사실을, 환자 또한 알아둘 필요가 있다.

지금 내 치아를 보고 있는 의사가 계속 내 치아를 지켜줄지를 따져보아야 한다는 것이다. 의사가 자주 바뀌는 병원은 좋지 않다. 요즘은 치과가 아예 없어지거나 주인이 바뀌는 경우도 왕왕 있다. 그렇게 되면 환자의 손해가 크다.

치과 중에 전문 분야로 나눠서 진료하는 곳이 있다. 수술만 하는 의사, 신경치료만 하는 의사, 교정치료만 하는 의사, 이런 식이다. 대학병원은 거의 이렇다. 치과 학문이 세분화되고 전문화되면서 정착된 진료 방식이다. 누가 나의 치아를 끝까지 지켜줄 것인가? 판단이 어려울 때가 있다.

대학병원이라면 담당 교수님을 믿고 치료받으면 된다. 인턴이나 레지던트는 바뀐다. 그렇지만 개인 병원은 다르다. 직접 치료를 한 의사가 책임지는 것이 좋지만, 큰 치과나 분야별로 진료하는 치과에서는 어려울 수 있다. 이럴 때는 직접 찾아서 정한다. 대표 원장이면 좋다. 대표 원장이 대부분 주인이기 때문이다. 주인은 잘 안 바뀐다. 직접 진료는 못 받더라도 나중에 탈이 나면 말할 수 있는 정도는 되어야 한다.

이렇게 해줄 만한 의사를 만나기 어렵다면 병원 선택을 다시 고려해야 한다. '치과' 하면 딱 떠오르는, 내 치아를 끝까지 챙겨줄 의사가 있어야 한다. 한 명만 확실히 있으면 된다.

나도 개원 1년차 대표 원장 시절이 있었다. 아드님 소개로 오신, 정년퇴임 앞두신 선생님이셨다. 치료할 것이 많았다. 임플란트, 충치치료, 앞니 브릿지… 열심히 치료했다. 거의 1년 가까이 해서 마무리하고 관리도 열심히 해드렸다. 5년 정도 시간이 흘렀을 때 심근경색으로 쓰러지셔서 많이 편찮으시다는 소식을 들었고 치과에 한참 못 오셨다.

그리고 3년쯤 뒤에 나타나셨다. 그 사이 거의 돌아가실 뻔 했고, 입원도 여러 차례 하셨다고 한다. 많이 안정된 후에 오신 것이다. 치아의 여러 부위에 다시 병이 생겼다. 드시는 약도 많고 몸도 많이 약해지셨기에 대학병원 치과에 가 보시는 편이 좋겠다고 말씀드렸는데, 싫다고 하셨다. 몇 번을 가보고 치료도 받아 보셨단다. 무슨 일이 있었는지 말씀은 안 하신다. 그냥 못 믿겠다고, 믿을 건 원장님밖에 없다고, 다른 데 안 간다고, 가라고 하지 말라고, 나더러 책임지라 하신다.

심장 쪽을 담당하시는 주치의 선생님께 건강 상태를 여쭤보고, 약을 조절하면서 내가 할 수 있는 치료들을 계속하고 있다. 나를 믿어주시니 참 감사하지만 굉장히 부담되는 것도 사실이다. 치료 하나하나에 정말 긴장한다.

내 이름을 걸고 치과를 내고 한자리에서 꾸준히 일한다는 것이 이런 것이구나, 하는 생각이 든다. 개원의는 이렇다. 그 선생님이 오래 건강하셨으면 한다.

1년 된 개원의와 10년 된 봉직의를 단순 비교할 수는 없다. 하지만 치료에 대한 책임감은 확실히 다르다. 나라면 오랫동안 책임감 있게 내 치아를 지켜줄 의사를 찾겠다.

치과에 대해
얼마나 알고 계신가요

　치과에도 종류가 있다. 치과의원, 치과병원이 그것이다. 간판에 표시되어 있다. '치과'를 크게 쓰고, '의원'이나 '병원'은 작게 쓰는 일이 많다. 잘 보이지 않더라도 유심히 보면 거의 쓰여 있다.

　주변에 보이는 대부분의 치과는 치과의원이다. 치과의원은 치과의사라면 누구나 설립이 가능하다. 보건소에 설립 신고만 하면 된다. 한두 명의 치과의사가 있고, 대부분의 진료를 혼자 해결하며 누구나 치료받을 수 있다. 치과병원은 다르다. 시설에 대한 기준이 있고, 보건소의 허가가 필요하다. 치과병원은 치과 대학병원처럼 큰 규모도 있고, 개인이 하는 상대적으로 작은 치과병원도 있다. 운영 방법은 물론 진료 방식도 다양하다.

　규모는 크지만 치과의원과 비슷하게 진료하는 곳도 있고, 여러 분야로 과를 나눠서 진료하는 곳도 있다. 치과 대학병원은 9개 과로 전체 진료를 나누어 보는 가장 큰 규모의 치과병원이다. 누구나 치료받을 수는 있으나, 의원과는 차이가 있다. 작은 규모의 치과병원은 의원과 크게 다르지 않은 곳이 대부분이다. 그렇지만 치과 대학병원은 의뢰받은 환자에 대한 진료가 많다. 전문적인 치료가 대부분이라 의원이나 작은 치과병원에서 '의뢰'하는 것이다.

전문적인 치료에 대한 '의뢰'에 대해서는 좀 알아둘 필요가 있다.

치과는 눈부시게 발전하고 있다. 뛰어난 인재들이 넘쳐나고 혁신적인 기술 또한 계속 등장하고 있다. 이를 발판으로 치아 건강도 하루가 다르게 좋아지고 있다. 기쁜 일이다. 평균 수명의 연장에 치과가 크게 공을 세우고 있으니 말이다.

치과치료는 세부 분야로 나뉘어 연구되고 있다. 구강내과, 구강병리과, 구강악안면외과, 소아치과, 영상치의학과, 치과교정과, 치과보존과, 치과보철과, 치주과가 그것이다. 이름이나 분류가 조금씩 달라질 수는 있지만, 크게 보면 비슷한 기준 안에 있다. 대충 봐도 벌써 복잡하지만 환자가 모두 알 필요는 없다. 각각의 분야가 따로 또 같이 일하기 때문에 전문 분야가 있다는 것을 알고 이용에 참고하면 된다. 실제 전문 분야의 치료가 필요하면 치과의사와 상의하면 된다. 뭐가 필요하고 어떻게 하면 되는지 알려줄 것이다.

모든 치과치료에서 보다 전문적인 치료가 있을 수 있다. 예를 들어 신경 치료는 모든 치과에서 시술한다. 드물게 신경치료가 잘 안 되는 경우가 있다. 치료 후에 계속 아프고 염증이 사라지지 않는다. 이런 환자에게는 보다 전문적인 치료가 필요하다. 치과 대학병원에서는 이런 환자들을 위해 치료 전반의 영역에서 보다 전문적인 시술이 이루어진다.

모든 환자에게 전문적인 치료가 필요하지는 않다. 치아와 전신 마취가 필요한 암 수술부터 양악 수술까지를 포함한 턱 주변의 수술, 빼기 어려운 사랑니, 치료가 많이 힘든 소아, 계속 아픈 신경치료 등이 주로 전문적인 치료를 요하는 경우다.

전문적인 치료가 필요한지의 여부는 치과의사가 직접 검사 후에 결정한다. 전문적인 치료가 필요하다고 결정되면, 다른 병원이나 의사를 알려주고 간단한 편지(의뢰서)도 써주는데 이것이 '의뢰'다.

전문 분야 치료로 가장 흔한 의뢰는 사랑니 발치다. 사랑니는 빼기가 어렵고 위험하다. 치과 의료사고 중 가장 많다. 찾아간 치과에서 빼기 어렵고 위험하다고 판단되면, 더 큰 병원(상급 의료기관)이나 구강외과 전문의에게 환자를 보낸다. '이런저런 이유로 상급 기관의 전문적인 소견이나 치료가 필요합니다' 하고 의뢰서를 써서 환자에게 준다. 의뢰가 결정되면 담당 의사의 충분한 설명이 따른다.

전문 분야 치료 의뢰는 이런 식이다. 큰 병원으로 가야 할지에 대한 판단부터 의사가 직접 한다. 환자가 결정하는 문제가 아니다. 다만 치과마다 직접 치료할지, 의뢰할지의 여부가 다를 수는 있다. 몇 군데 다녀보고 정하는 것도 좋은 방법이다.

이런 전문 분야는 이제 치과 전문의의 배출로 이어지고 있다. 치과에도 전문의가 있다. 전문 분야로 교육한 것은 오래되었지만, 실제 전문의 면허를 발급하기 시작한 것은 그렇게 오래되지 않았다. 앞서 말한 사랑니의 경우는 구강악안면외과 전문의의 영역이다.

    현재 우리나라는 대부분 치과의원에서 치료를 시술한다. 한 명의 의사가 환자의 모든 병을 치료하고, 일부 전문적인 부분만 전문의가 치료한다. 전문의는 자신의 전공 분야만 치료할 수도 있고, 다른 분야의 치료까지 할 수도 있다. 의사 본인이 선택할 수 있다. 교정과 전문의 중에서는 교정치료만 하는 의사도 있고, 충치치료나 잇몸치료 등을 두루두루 다루는 의사도 있다.
    전문의는 전공한 분야에서는 더 많은 지식과 경험을 가진다. 그렇기에 더 나은 치료를 기대할 수 있다. 다만 치과는 9개의 과가 치료에 서로 연관되어 있다. 모든 과를 전문적으로 치료할 수 있는 의사는 없다. 치과 대학병원에서 9개 과를 운영하고, 환자가 각 과를 돌면서 과마다 다른 의사들에게 치료받는 것이 이러한 이유에서다.

    잇몸이 부어서 치과에 간다. 원장이 치아에 병이 깊어서 빼야 할 수도 있다고 말한다. 살리고 싶으면 치과 대학병원에 가보라고 한다. 치과 대학병원에 가니 치과보존과에서 신경치료를 한다. 그리고 치주과에서 잇몸치료를 한다. 그리고 치과보철과에서 크라운치료를 한다. 각 과마다 다른 치과의사가 진료해서 치료가 마무리되었다. 전문의의 치료는 이런 것이다. 한 명의 전문의가 위의 것을 모두 했다면 전문적인 치료가 전체적으로 시술된 것은 아니다.

    복잡하다. 환자가 이런 내용을 다 알 수도 없고, 알 필요도 없다. 치과에서 소통 가능한 정도로 대략 알고 있으면 된다. 위의 내용 정도면 충분하다.

전문의도 치과 선택에 중요한 정보 중 하나일 뿐이다. 전문의의 진료가 반드시 필요한 경우도 있지만, 직접 결정하지 말고 다니는 치과에서 상의하라. 가끔 지나치게 전문의 진료에 집착하는 환자를 만난다. 나무만 보고 숲을 보지 못하는 것이다.

치과 치료는 기술도 중요하지만 의사와의 신뢰관계가 먼저다. 믿을 수 있는 치과 선택의 노하우는 이 책에 있으니 참고하길 바란다.

제 5장

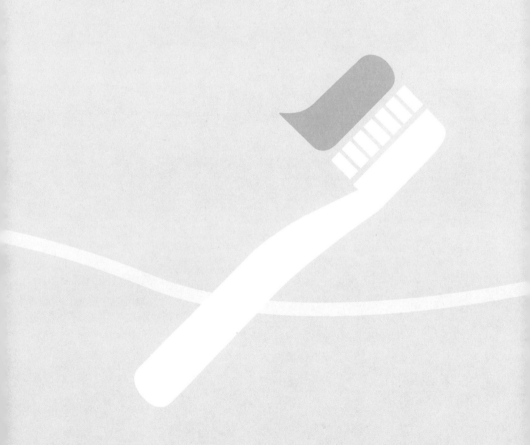

치과로부터 치아를 보호하는

다섯 가지 방법

첫 번째 방법:
제대로 하고 싶은가?
직접 하라!

치과로부터 치아를 보호하고 싶은가? 먼저 치과와 치아에 대해 잘 알아야 한다. '아는 것이 힘'이라는 옛말도 있지 않은가.

치아 지식은 그 구조와 기능, 주요 질환, 관리법이 핵심이다. 치과 정보는 그 종류와 하는 일, 선택법, 활용법이 핵심이다. 이 책에 모두 나와 있으니 꼼꼼히 읽고 기억하면 기초로는 충분하다.

치아 지식과 치과 정보가 넘쳐난다. 더 관심을 갖고, 찾아보고, 알아두는 것도 좋다. 다만 이것이 전부는 아니다. 치의학은 전문 분야이기 때문이다. 상식과 전문 지식은 다르다. 지금 말하는 기초 지식은 상식에 해당된다. 상식과 전문 지식의 차이는 그 내용이 얼마나 구체적으로 적용되느냐에 있다.

치과의사는 전문 지식으로 실제 치료를 한다. 환자는 기초 지식으로 치과를 선택하고, 병의 원인과 치료 과정을 이해한다. 그리고 치과와 소통한다. 이것이 기초 지식의 쓰임이다. 당신이 기초 지식으로 충분히 무장되었다면, 이제 좋은 치과만 고르면 된다.

잘못된 지식이 의외로 많다. 전문가와 치과 지식에 대한 소통과 확인을 하는 것이 안전하다. 치과에 있는 사람들이 전문가다. 묻고 대화하여 자신의 것으로 만들자.

머리에 지식을 담았다면 손으로 하루하루 직접 해야 하는 것이 있다. 바로 양치질이다. 잘된 양치질은 음식물을 입안에 남기지 않는 것이다. 간단해 보여도 쉽지 않다. 보조 기구를 사용하는 것도 좋다. 치실이나 치간칫솔이 대표적인 보조 기구이다. 특히 나이가 들수록 음식이 많이 낀다. 자연스러운 일이다. 이때부터 보조 기구가 필수 기구가 된다. 치실은 되도록 일찍부터 익숙해지도록 하자. 아무리 늦어도 20대 후반에는 종종 치실을 하고 그 시원함을 느껴보는 것이 좋다.

치실, 치간칫솔 외에 전동 칫솔, 워터 픽, 혀 클리너 등 다양한 제품이 나오고 있다. 음식이 남지 않는 것이 중요하다. 쓰기 편하고 잘 닦이면 어떤 것을 써도 무방하다. 결국은 청소하는 것이다. 도구는 골라 쓰면 된다.

자신이 잘 닦는지를 알기는 어려우니 치과에서 검사를 받아보자. 잘 닦고 있는지, 어디가 부족한지, 어떻게 보완할지, 보조 기구는 어떻게 쓰는 깃이 효과적일지, 모두 물어보자. 스케일링할 때가 묻기 좋은 타이밍이다.

청소가 과해도 스트레스를 받는다. 최선을 다한다는 마음가짐이 중요하다. 안 닦이는 부위는 생기기 마련이니 치과에서 스케일링으로 대청소하면서 유지하는 것이 정답이다.

직접 할 일 중에는 씹는 습관에 대한 교정이 있다. 양쪽으로 골고루 씹는 것이 중요하다. 아픈 치아 때문에 한쪽으로 씹고 있다면, 빨리 치료해서 양쪽으로 씹는 버릇을 회복해야 한다. 습관적으로 한쪽으로 씹는다면 확실히 교정해야 한다. 고치기가 어렵다. 일부러 반대쪽으로만 씹어서 지나치다 싶을 정도가 되어야 교정된 것이다. 양쪽으로 잘 나누어 씹는 것이 중요하다.

단단하고 거친 음식을 씹는 것도 습관이다. 마른 오징어를 딱딱 끊거나, 질겅질겅 씹는다. 오돌뼈를 오도독오도독 부수어 먹는다. 얼음이나 알사탕을 으드득으드득 씹어서 갈아 먹는다. 맛이 좋아서 하는 것이 아니다. 일종의 쾌감을 느껴 습관이 된 것이다. 하지만 반드시 고쳐야 할 습관이다. 의지를 가지고 직접 해야 한다.

긴장하면 어금니를 꽉 물거나, 잘 때 이를 가는 습관이 있는 환자들도 있다. 단단한 음식을 씹는 것과 비슷해 보여도 실상은 완전히 다르다. 음식을 씹을 때 위아래 치아가 닿는 시간은 아주 짧다. 음식이 들어와서 치아와 닿고 씹히면서 마지막에 치아끼리 부딪치고 끝난다. 대부분 치아와 음식이 접촉하는 과정이다. 치아끼리의 접촉은 마지막에 잠깐 있다. 치아가 실제 닿는 모든 시간은 합하여 하루 평균 5분 정도로 알려져 있다.

긴장하면 이를 꽉 무는 습관과 이갈이는 모두 음식 없이 하는 것이다. 치아끼리만 접촉한다. 씹을 때 쓰는 힘의 최대치로 10배 이상의 시간이 측정된다. 이갈이 소리를 들어봤다면 충분히 이해가 될 것이다. 무의식적으로 하는 것이라 고치기가 불가능하다. 치아와 턱관절이 심하게 마모된다. 처음에는 이갈이 소리 때문에 주변 사람이 힘들어하고 스스로 약간 불편한 정도가 대부분이다. 그러나 장기간 지속되면 통증이 커지면서 병원을 찾게 된다. 두통이 생기기도 한다.

이 습관은 치과에서 상의해야 한다. 장치치료라는 것이 있다. 운동할 때 끼는 마우스피스 같이 생긴 장치를 끼워 인위적으로 치아의 접촉을 막는 것이다. 꽤 효과가 좋다. 본인이 이런 습관이 있다면 그냥 지내지 말고 치과에서 검사를 받아보기를 권한다.

마지막으로 치과에 직접 가는 것이다. 치아는 혼자 지킬 수 없다. 환자가 해야 할 일이 있는 만큼, 치과가 해야 하는 일이 있다. 도움이 필요하다. 당신이 제대로 주도해서 치과에 가자.

공을 들여 좋은 치과를 선택한다. 선택한 치과에서 치아의 상태를 확인하고, 당장 필요한 치료를 안내받는다. 아픈 곳은 없어도 치료가 필요한 부위는 있을 수 있다. 처음 방문했다면 먼저 담당 치과의사에게 치아 상태를 전체적으로 다시 확인받는 것이 순서다. 궁금한 내용을 충분히 물어보고 답을 듣는다. 선택에 대한 확신이 서면 직접 결정해서 치료에 들어간다. 치료는 성실히 임한다. 의사가 최선을 다하는 만큼, 환자도 열심히 치료에 응하는 게 맞다.

치료가 끝나면 정기적으로 관리를 받는다. 특별히 불편한 곳이 없어도 정기 검진은 꼭 챙기도록 하자. 때가 되면 빠지지 않고 치과를 방문하자. 이것이 치과를 제대로 다니는 것이다.

아이의 치과 방문은 생후 6개월 정도의 정기 관리부터 시작하자. 이후에도 계속, 6개월 간격으로 일 년에 두 번씩, 아픈 곳이 없어도 정기 관리를 받도록 한다. 물 샐 틈 없는 관리로 시작해야 평생을 지켜줄 습관이 생긴다. 20세 이전에는 주로 충치치료와 치열, 얼굴의 성장 관리를 체크하자. 보통 방학 때 한번씩 가는 것이 편하다.

20세 이후에는 충치, 잇몸병을 주로 체크해야 한다. 역시 일 년에 두 번, 즉 6개월에 한 번 정도의 방문을 추천한다. 다만 잇몸이 약한 경우에는 보다 자주 방문하고, 방문 때마다 스케일링을 하는 것이 좋다. 3, 4개월마다 방문해서 잇몸을 관리하는 분들도 꽤 있다.

음식을 먹는 한 치아는 계속 관리가 필요하다. 깨지고, 닳아 없어지고, 잇몸이 붓는 것은 자연스러운 것이다. 병이 시작되는 단계에서는 느낌이 없거나 약간 불편하다 싶은 정도다. 이 시기의 불편한 느낌은 금방 익숙해지기 때문에 지나치기 쉽다. 정기적으로 체크하고, 사소한 느낌에도 주목하여 치과에 방문하는 것이 이롭다.

시작 단계의 충치나 잇몸병은 쉽고 간단하게 해결된다. 그렇지만 통증을 느낄 정도의 충치나 잇몸병은 중기나 말기에 해당한다. 치료가 복잡하고, 비용이 많이 들며, 치아도 훨씬 약해진다. 값이 올라가면 물건은 좋아지는 것이 보통이나 치과는 반대다. 치료비가 많이 나올수록 병이 많고 상태가 나쁘다는 뜻이다. 그렇기에 일이 커지기 전에 평소에 잘 관리하는 것이 무엇보다 중요하다. 아파도 바로 가면 쉽고 빨리 해결된다. 갑자기 아플 일도 없다. 시간이 지나고 나이가 들면 치료를 하지 않을 수는 없다. 꾸준히 다니면 미리미리 대비할 수 있으므로 비용이나 시간 면에서 덜 부담스럽다. 계획을 세울 수도 있다.

　중요한 내용은 모두 파악했으니 이제 직접 실행할 일만 남았다. 치과가 이 모든 것을 해주진 않는다. 치과는 도움을 주는 곳이다. 이 모든 과정을 자신이 주도하여 하길 바란다. 이러한 노력이 당신의 치아를 오래, 건강하게 지키는 최고의 원동력이 될 테니까.

두 번째 방법:
미리 알면 유용한
치과 이용 팁 4

1. 통증 조절이 먼저다

치통은 뭐라 말로 표현이 안 된다.

충치의 통증은 압력통이다. 충치가 깊어지면 치아 내부의 혈관 및 신경 조직에 염증이 생긴다. 염증이 생기면 붓는다. 단단한 치아의 내부에는 부을 공간이 없으므로 압력이 올라가면서 신경이 눌린다. 이때 극심한 통증을 느끼게 되는 것이다. 일생에 가장 흔하면서도 가장 고통스러운 경험이다.

잇몸병의 통증도 만만치 않다. 충치와 양상이 다르다. 치아 주변으로 염증이 생겨서 땡땡하게 부어오른다. 보통 열이 나고 출혈도 생긴다. 욱신거리면서 기분 나쁜 통증이 반복된다. 충치 통증만큼은 아니지만 상당히 불편하다.

나도 학생 때 사랑니에 충치가 생겨서 극심한 치통을 경험했다. 아무것도 할 수가 없었다. 잠을 이루지 못하고 먹지도 못해서 극도로 민감해졌다. 이런 상태에서는 정상적인 판단을 할 수 없으니 올바른 대처가 어렵다. 너무 아프다 보니 무조건 빼달라고 우기기도 하고, 치과에 화를 내기도 한다. 눈에 띄는 아무 치과나 가서 치과가 하라는 대로 그냥 덮어놓고 결정하기 쉽다. 치료를 시작하고 통증이 줄어들면 처음 치료가 과한 것이 아닌가 하는 의심도 든다. 불만이 생긴다. 이미 뺐거나, 치료가 시작된 치아를 되돌릴 수는 없다. 아직 조정이 가능한 내용이 있다면 할 수도 있겠지만 영 불안할 것이다.

많이 아플 때는 중요한 결정을 미루는 것이 좋다. 일단 통증이 조절되어 먹을 수 있고 잠도 잘 수 있게 된 다음에 상의해도 늦지 않다. 급하게 스스로 판단하여 치과를 윽박지르지 말라. 후에 수습이 난감하다. 치과에서 통증 부위 이외의 치료를 권한다면 먼저 생각할 시간을 갖는 것이 현명하다. 일단 아픈 곳만 먼저 봐 달라고 해도 된다. 참다 참다 치과에 갔으니 당연히 다른 치아에도 병이 많이 보일 것이다. 치료를 받는 것은 합당하나 급하게 많은 치료를 떠밀려서 결정하는 것은 좋지 않다.

치통은 당장 죽을 것 같아도 치료가 시작되면 금방 편해진다. 충치는 압력만 빼줘도 훨씬 덜 아프고, 잇몸병도 염증 조절만 시작되어도 견딜 만해진다. 모두 첫 치료에서 확실히 효과가 나온다. 한번의 응급처치 후에 여유 있게 대처하자.

2. 문진표를 활용하라

치과에 처음 가면 '문진표'라는 것을 쓴다. 처음 온 환자에게 치료에 필요한 정보를 문서로 물어보는 것이다. 전신 질환이나 감염 질환의 유무, 약물 복용 여부 등을 확인하여 치과치료와 관련된 내용이 있는지 확인한다. 치료에 필요한 정보를 미리 물어보는 것이다.

이 문서를 환자가 활용할 수도 있다. 치과에 할 말이 있으면 여기에 쓰는 것이다. 말로 할 수도 있지만 글로 적는 것이 확실하다. 매번 말하지 않아도 되고, 시간이 오래 지난 후에도 남아 있다.

가장 흔한 것이 '안 아프게 해 주세요'다. 통증에 민감하다면 확실히 알려야 한다. 치과 의료진이 모두 알고 있으면 좋다. 나를 다르게 대해줄 것이다. 마취도 더 신경 써서 할 것이고, 설명도 더 많이 할 것이다.

'설명을 자세히 해주세요', '잘 안 들리니 크게 말해주세요', '꼭 필요한 치료만 해주세요', '잘 부탁합니다' 등도 요청할 수 있으니 크고 잘 보이도록 쓰자.

3. 예산을 알려주자

치료에 쓸 수 있는 돈을 미리 알려주자. 치료비가 크지 않다면 치과가 제시하는 모든 계획에 모두 동의하고 진행하면 된다. 치료가 많이 필요하면 한 번에 지출하기 버거운 금액이 나온다.

치료를 나눌 수 있다. 치료를 완료하는 것과 일단 아프지 않게 하는 것은 다르다. 지금 불편한 부위와 치료가 필요한 전체 계획 또한 다르다. 치료가 필요한 전체 계획에도 더 급한 순서가 있다. 이 내용은 직접 검사한 치과가 알고 있다. 치과는 전체 치료를 놓고 기간과 순서를 정해서 계획을 짜고 꾸준히 실행한다.

필요한 모든 치료를 빠른 시간 안에 모두 하는 것이 가장 좋다. 하지만 시간과 돈의 제약이 있다면 상의가 필요하다. 내일 출국인데 지금 아파서 치과에 갔다면 난감한 상황이다. 일정을 보면 치과가 알아서 방법을 찾아낸다. 돈 문제도 마찬가지다. '당장은 돈이 없지만 대략 언제쯤은 가능하다' 정도면 치과가 알아서 진행할 것이다.

앞서 말씀드린 것처럼 치과치료는 타이밍이 중요하다. 치료 비용도 그렇다. 시점을 놓치면 비용이 눈덩이처럼 커진다. 치료 예산을 정하고 치과에 알려주자. 치과가 제안하는 계획이 현재 상황에 합당한지 확인하고 치료에 임하면 된다.

4. 다른 치과가 필요할 때도 있다

치료가 마음에 들지 않을 수도 있다. 있을 수 있는 일이다. 치료한 치과에 그 내용을 먼저 물어보자. 그럼 대답이 돌아올 것이다. 납득이 되면 넘어가 겠지만 그렇지 않을 수 있다. 치료 후에도 여전히 불편하다. 다시 치료에 들어간다. 편안해지면 다행이지만 그렇지 않고 계속 불편하다.

이런 경우에는 다른 치과의 의견이 필요하다. 환자 본인의 의견만으로 치과에 맞서기는 역부족이다. 전문적인 의견이 필요하다. '왜 그런가?'와 '어떻게 하면 되나?'가 포인트다.

다른 치과는 의견을 잘 주지 않거나 아주 조심스러워할 것이다. 믿을 만한 치과를 몇 군데 찾아가서 조리 있게 물어보고 추론해보자. 여러 의견을 들으면 정확한 해답을 내리기는 어려워도 대략 현재 상황에 대해 이해는 할 수 있다.

다른 의견을 통해 내 생각이 더 분명해지면, 이때 치료를 진행한 치과와 다시 얘기하자. 감정적인 대응보다는 문제 해결에 집중한다. 누구도 분쟁을 원하지 않는다. 하지만 문제는 생기기 마련이다. 상황만 충분히 파악되어도 대화가 훨씬 쉬워진다.

혹시라도 지금 분쟁중이라면 원만한 해결을 진심으로 기원한다.

세 번째 방법:
치과의사와 소통하라!

　당신의 치아는 누가 제일 잘 알까? 정답은 지금 치료 중인 치과의사다. 오래 다닌 치과가 있다면 아주 잘 알 것이다. 본인 스스로도 자기 치아의 상태를 정확히 알기 어렵기 때문이다.

　그러나 치아의 상태를 잘 알아야 치아를 지킬 수 있다. 당신과 당신이 선택한 치과의사가 같이 해야 할 일이다. 치과의사는 파수꾼과 같은 존재다. 항상 소통하고 가깝게 지내면 도움이 된다. 가까이 하기엔 너무 먼 존재지만, 어떻게 소통하는지를 알면 훨씬 쉬워질 것이다.

질문을 미리 준비한다

치과의사는 항상 분주하다. 늘 바빠보이고 말 붙일 틈을 주지 않는다. 뭐라도 물어볼라치면 벌써 사라졌다. 잘되는 치과면 더하다. 그렇지만 아무리 바빠도 검사나 치료 중에는 의사가 직접 설명하는 내용이 반드시 있다.

처음 방문시에 검사를 하고 그 결과와 치료 계획에 대한 설명을 할 것이다. 방문 때마다 치료 전후로 그날의 치료에 대한 개괄적 설명과 주의사항이 있다. 이때가 좋은 타이밍이다. 설명을 듣고 질문한다. 궁금한 것도 질문하지만 확인해야 하는 내용도 질문한다. 질문은 대단히 중요하다.

검사 결과와 치료 계획에 대해 의사에게 질문하라. 의사가 왜 그렇게 생각하는지를 묻는 것이다. 왜 아픈 건지, 어떤 치료가 필요한지, 실제로 어떻게 진행되는지 등이다. 치료 방법의 비교나 치료 수명에 대한 확인을 하는 것도 이때가 가장 좋다.

치료에 대한 설명과 주의사항을 듣고 나서는 실제 치료에서 특이점이 있었는지에 대해 묻는다. 오늘의 치료가 전체 중 어느 부분을 차지하는지, 처음 검사할 때의 내용과 달라진 것은 없는지, 치료 후에 주의해야 할 사항은 무엇인지에 대해 물어보자.

내용을 미리 준비하여 조리 있게 묻고 대답을 경청한다. 전문적인 내용들이라 쉽지 않겠지만, 걱정하지 마시라. 부록으로 실린 질문 리스트만 미리 숙지해가면 충분할 것이니, 참고하는 편이 좋겠다.

모든 상황에 솔직하라

치과의사는 당신의 파트너이며 당신의 치아 건강을 위해서 일하는 전문가다. 전문가는 지식과 경험을 겸비한 존재다. 치과 교과서에는 '환자는 이 통증을 어떤 단어로 주로 표현한다'는 내용까지 쓰여 있다. 그 정도로 상세히, 구체적으로 배운다는 뜻이다. 어떻게 얘기해도 꽤 잘 알아듣는다. 치아에 나는 병은 비슷한 것이 반복된다. 특이한 병은 드물다. 좋은 치과라면 척 보면 다 아는 경지에 이르러 있다. 전문가를 잘 활용하는 방법은 신중히 선택한 다음 믿고 맡기는 것이다.

현재의 느낌과 고통이 언제부터, 어떻게 시작된 것인지를 정확히 알려주면 된다. 다쳤다면 언제, 어디서, 어떻게 다쳤으며 지금 어떤 느낌인지를 알려주면 된다. 최대한 있는 그대로 설명하는 것이 좋다. 나머지는 의사가 알아서 한다. 있는 그대로 설명하는 것도 쉽지 않다. 이것 역시 미리 준비하는 것이 좋다. 조리 있게 간결하게 전달해야 쉽게 해결된다.

환자가 믿고 맡겨야 의사도 책임지고 최선을 다하는 법이다.

칭찬하라

일부러 하라는 뜻이다. 의사를 칭찬하는 환자는 드물다. 고맙다고는 해도 잘했다고는 잘 안 한다. 치료 중에 좋았던 점을 솔직하게 얘기를 해주면 된다. 구체적이면 더 좋다.

'정말 안 아프게 잘 하시네요!', '치료 한번 받았는데 아픈 게 없어졌어요. 대단하세요!', '감쪽같이 되어서 아주 만족해요!', '막상 씹어보니 너무 좋아요! 진작 할 걸 그랬어요' 등등.

의사도 사람이다. 칭찬은 당신을 기억하게 할 것이다. 좋은 치과일수록 환자가 많다. 기억하는 환자에 더 신경을 쓰게 되는 것이 인지상정이다. 의사가 당신을 기억한다면 치료 과정이 훨씬 수월해진다. 정말로 그렇다.

네 번째 방법:
질문 리스트가 필요하다

치아에 병이 난 느낌은 순간적으로 온다. 먹거나 양치할 때, 가만있다가 갑자기 불편하다. 치과에 가서 검사를 한다. 검사는 보통 방사선 사진을 찍고 나서 의사가 직접 보면서 확인한다. 검사가 끝나면 어디에 무슨 병이 나서 아프다는 설명을 해줄 것이다. 이때가 물어볼 타이밍이다.

어디가, 왜 아픈가요?

정확히 어떤 치아가 원인인지는 환자가 직접 알기 어렵다. 통증이 심하면 치아 전체가 아픈 것 같겠지만 그렇지 않다. 보통 한두 개의 치아가 원인이다. 확인하고 치료에 들어가야 불필요한 치료를 막을 수 있다.

아픈 원인이 분명하면 치료도 수월하다. 그러나 여러 병이 동시에 보이거나 원인이 확실하지 않으면 치료가 복잡해진다. 설명 또한 길어진다. 의사의 생각을 확인하고 이해해야 한다.

의사가 설명하는 내용은 대부분 현재 파악된 문제가 무엇이며, 어떤 순서로 어떻게 치료를 하겠다는 내용이다. 문제가 복잡하면 치료를 하면서 계획을 정하거나, 치료 도중에 계획을 바꿀 수도 있다. 이 내용을 구체적으로 이해해야 한다. 이러한 소통이 의사에 대한 신뢰를 가능케 한다.

구체적인 설명이 시작되면 전문 용어가 나올 것이다. 충치치료, 신경치료, 잇몸치료, 발치 등이다. 어떤 치료가 필요하다는 설명을 모두 듣고 질문하자.

그 치료는 어떤 것인가요? 그건 뭔가요?

모르는 단어가 나오면 흘려듣지 말고 물어본다. 치과 용어는 모르는 것이 당연하다.

그 치료는 왜 필요한가요?

단순하지만 중요한 질문이다. 특히 치아 발치나 신경치료 여부의 판단은 충분한 설명이 필요한 큰 결정이다. 완전히 이해되고 납득될 때까지 소통하는 것이 맞다.

> 비슷한 효과의 다른 재료가 있나요?

때우거나 씌우는 치료가 필요할 때 물어본다. 치과 보철물은 다양한 재료를 사용한다. 재료별로 장단점이 있고, 비용도 제각각이다. 상세한 설명이 필요하다. 금도 종류가 몇 개 되고, 치아 색 재료도 종류가 많다. 특히 비용이 부담스러울 때는 재료를 바꾸면 도움이 될 수 있다.

> 얼마나 갈까요?

중요한 질문이다. 계속 강조했던 수명에 대한 것이다. 치과에서 이를 해 넣는다고 하는 모든 치료에 해당한다. 때우고, 씌우는 치료 외에 임플란트, 틀니 등 거의 모든 치과 치료와 관련이 있다.

다양한 답변이 있을 수 있다. '그것은 알 수 없다', '사람마다 모두 다르다', '환자가 어떻게 관리하냐에 달렸다' 등. 모두 맞는 말이다. 일단 답을 들은 뒤, 확인해야 할 가장 중요한 지점은 실제 상황에 대한 구체적인 내용이다.

바로 수명이 다하면 그 이후에는 어떻게 되냐는 것이다. 금 인레이치료를 받았는데 1년도 되기 전에 빠졌을 때는 어떻게 해야 되나, 레진치료를 받고 2년 지났는데 색이 변해서 보기 싫다, 신경치료를 하고 씌웠는데 3년 정도 지나니까 아프다 등등… 다양한 상황들이 발생할 수 있다.

모든 상황을 가정할 수는 없다. 하지만 기간별 또는 상황별로 대충 어떻게 되는지는 미리 알고 있어야 한다. 기간은 시술 후 년 단위로 물어본다. 상황은 시간이 지나면서 그냥 생길 수 있는 일들, 예컨대 해 넣은 것이 빠지거나 아프거나 보기 싫어졌을 때 어떻게 되나를 물어보자. 그리고 사고가 나면 어떻게 되는지, 예컨대 돌을 씹거나 넘어졌을 때 어떻게 되는지도 문의해보자.

정답은 없다. 당신이 충분히 납득할 정도의 답변이 치과에 준비되어 있냐가 중요하다. 물어본 다음 납득이 되었다면 그 내용을 잘 기억하자. 나중에 난처한 상황에 도움이 된다.

검사를 마치고 치료 계획에 대한 상의가 끝나면 실제 치료가 시작된다. 치료 전후로도 의사와 얘기할 시간이 있으니 얼마든지 물어볼 수 있다.

오늘 아픈가요?

치료 전에 물어보자. 특히 통증에 민감하다면 꼭 미리 묻고 마취를 요청하자. 마취는 무조건 하는 것이 아니라 상황에 따라 판단한다. 환자가 요청하면 어느 과정에서나 가능하니 미리 물어보고 상의하라.

조심해야 할 것이 있나요?

치료 후에 주의사항이 있는데, 보통 가장 중요한 사항은 치과에서 먼저 알려준다. 특별히 말이 없다면 별로 주의할 것이 없을 수도 있다. 하지만 혹시 모르니 확인하는 것이 안전하다. 치료 부위로 씹어도 되는지, 피가 난다면 언제 그칠지, 마취가 깬 뒤에 조심해야 할 것이 있는지 등이다. 의사가 아니더라도 주위에 있는 의료진에게 물어보자.

먹는 약이 필요한가요?

치과는 갈 때마다 약을 주지는 않는다. 약을 꼭 쓰는 경우가 정해져 있기 때문이다. 처방전과 약 복용에 대해서는 미리 알려줄 것이다. 치료 전후의 느낌은 항상 있다. 특히 마취가 깨고 감각이 돌아올 때의 통증은 사람마다 차이가 크다. 치료 후에 집에서 아플까봐 불안하면 미리 물어보고 약을 요청하자.

언제 다시 오나요?

중요한 질문이다. 한번에 끝나는 치료가 아니라면 다음 치료의 예약은 당연하다. 치과에서 알아서 해준다. 하지만 지금 언급하는 것은 치료가 모두 끝나고 나서 하는 질문이다. 이 질문은 정기 점검을 시작하는 타이밍을 묻는 것이다. 요즘은 정기 점검을 중요시하는 치과가 많아서 미리 말해줄 수도 있다. 특별히 불편한 곳이 없어도 대충 얼마 만에 한 번씩은 오는 것이 좋다는 식이다. 방문 주기는 의사가 직접 정해주는 것이 좋으니 별 얘기가 없으면 물어보자. 특히 잇몸병이 있는 환자라면 반드시 주기적으로 치과에 방문하는 것이 이롭다. 물어보는 것은 적극적 의사소통이니, 미리 알고 활용하자.

다섯 번째 방법:
치과와 친구가 되어라

꽤 유명한 여배우였다. 10여 년 전, 데뷔 준비 중이었던 것으로 기억한다. 치과 치료가 필요하다는 연락을 받았다. 연예계 사람들은 대부분 병원에 오기 전에 미리 연락을 하고, 매니저나 회사 사람들과 함께 온다.

이 여배우에겐 제일 끝 어금니에 충치치료가 필요했다. 치아 색으로 씌우기로 결정했다. 제일 마지막에 있는 어금니는 잘 보이지 않고, 기구 접근이 어려워 치료가 매우 까다롭다. 게다가 치아 색 인공치아는 깨질 수도 있다. 깨져서 다시 치료해야 하는 상황은 정말 상상도 하기 싫다. 깨지지 않게 하려면 재료가 충분히 두꺼워야 한다. 그러려면 깎는 양이 어쩔 수 없이 늘어나게 되는데, 많이 깎으면 이가 시리다. 시리면 치료가 점점 더 복잡해진다. 하아아… 이런 것이 치과의사가 말 못할 난감한 것들이다.

여배우는 얼굴이 작은 만큼 입도 작았다. 입을 크게 벌리라고 계속 말하기도 어려운 상대였다. 아무리 어리고 데뷔 전이지만 배우는 배우다. 치료를 못 하겠다고 할 수도 없다. 그쪽 사장님이 몇 년째 다닌 환자였기 때문이다. 나도 자존심이 있다. 총체적 난국이다. 실제 치료에 들어가니 예상과 다르지 않았다. 한참을 악전고투 끝에 첫날 치료가 마무리되었다.

나 또한 손님을 처음 만나는 자리였다. 와이셔츠에 넥타이를 맸고 새로 세탁한 가운을 입은 다음 머리에도 신경 썼다. 여배우는 말할 것도 없다. 꽤 화려한 옷차림에 헤어와 화장도 확실히 하고 나타났다. 이 상태로 치료가 시작되었다. 한 시간 이상 걸렸다.

치료에 집중하면 주변 상황에 둔해진다. 치료 후의 모습이 가관이었다. 물과 침과 피가 튀면서 마스크부터 가운과 흰 셔츠까지 피범벅이 되었다. 나름 신경 썼던 머리 모양도 다 망가졌다. 여배우는 더했다. 누워서 입을 벌리고 고개를 이리저리 돌리다보니 머리가 눌리고 풀어 헤쳐지고 아주 난리였다. 화장이 다 번진 건 당연하고, 입술을 하도 당겨서 빨갛게 붓고 피까지 났다.

잘 보이지 않으면 자세가 점점 입안에 들어갈 정도로 숙여진다. 수건으로 얼굴을 가린 뒤 입안만 보지만 거의 얼굴이 닿을 정도가 된다. 아주 불편한 모양새다. 치료에 집중하게 되면 깨닫지 못한 채 그 자세를 계속 유지한다. 잘 보여야 잘할 수 있으니… 입을 끝까지 벌려달라고 계속 말하면서, 입술과 혀를 젖히고 들어가서 보는 것이다.

끝나고 마주 앉으니 주변 상황이 눈에 들어왔다. 나도 너무 힘들었지만 환자도 고생이 심했다. 잠시 서로 정신을 수습하니 좀 우습기도 하고 안돼 보이기도 했다. 잠깐 말이 끊어진 사이에 여배우가 한마디 했다.

저도 이 치과하고 친해지려고 노력 중이라고요!

몇 번의 치료가 더 있었고, 매번 힘들었다. 이후에 다시는 보지 못했지만 저 말이 계속 기억에 남았다. 처음에는 무슨 뜻인지 몰랐는데 몇 번 더 치료할 때마다 그 말이 귀에 맴돌았다. 그러자 어렴풋이 알 것 같았다.

치료가 힘들어도 나 스스로는 잘 마무리하고 위안과 보람을 느꼈지만, 환자가 어떻게 느낄까를 별로 생각하지 않았다. '환자분 고생하셨다. 치료 잘되었다. 걱정 마시라' 정도가 했던 말이고 생각이었다. 나도 치과는 그냥 두렵고 가기 싫은 곳이고, 치료는 받아도 가기 편치 않고, 빨리 끝나기만 기다리는 곳이라고만 생각했다.

이 당돌한 여배우는 좀 다르게 생각했던 것이다. 피할 수 없다면 즐기라는 말이 있다. 어쩔 수 없이 가야 한다면 친해져서 다니는 편이 훨씬 낫다고 생각했던 것이다. 당시 여배우 나이가 막 스무 살이었으니 보통내기는 아니다. 환자 입장으로는 아주 좋은 접근이었다. 오히려 내가 한 수 배웠다.

이제 나는 환자가 치과를 친구처럼 대하기를 원한다. 오래 친하게 지낸 사이처럼 말이다.

치아는 병이 나기 마련이다. 평생 치과에 다니지 않고 지낼 수는 없다. 나이가 들수록 소소한 불편함이 늘어난다. 혼자서 해결할 수 없다. 고집부리고 버티면 더 크게 당하는 것이 치아의 병이다. 게다가 치료라는 것이 전문 분야라 내 생각보다 의사 생각대로 해야 하는 것이 대부분이다. 잘 모르는 분야에 어설픈 지식은 오히려 독이 된다.

우리는 종종 잘 모르고 생각하기도 싫은 일들을 나름 잘 안다고 생색내는 친구한테 맡겨버리곤 한다. 뭐라도 맡기면 자기 일처럼 해주는 그런 친구 말이다. 이런 치과가 있으면 참 좋겠다. 친구 만나듯 자주 편하게 가고 쉽게 치료받을 수 있을 테니까 시간과 비용 면에서도 크게 득이 될 것이다.

요즘은 뉴스에 치과가 자주 나온다. 대부분 좋지 않은 일이다. 몇 개의 나쁜 치과가 환자들을 화나고 불안하게 한다. 치과끼리 경쟁이 심해져서 서로 다투는 모습도 보인다. 환자의 신뢰를 잃는 참으로 어리석은 행동들이다. 치과는 믿을 수 없고, 순 도둑놈이고 돈만 밝힌다고 말하는 환자가 늘어난다. 매우 안타깝다.

하지만 아무리 미워도 아프면 결국 가야 하는 곳이 치과다. 어차피 가야 한다면 가까이 두고 친구처럼 지내기를 권한다. 친구는 오래될수록 더 좋다. 오래 친한 관계를 유지한 치과라면 얼마든지 믿고 다닐 수 있다. 아무나와 친구가 될 수 없듯이, 치과도 가려서 사귀길 바란다.

그 여배우는 요즘 여러 매체에 많이 보인다. 10년이 지났으니 이제 중견이다. 항상 마음속으로 응원한다. 파이팅!

부록

양치법의 모든 것:
무엇을, 언제, 어떻게
닦을 것인가?

음식을 씹으면 덩어리가 부서지면서 크기가 작아져 삼킬 수 있게 된다. 작아진 음식은 삼키기에는 좋으나 일부분이 치아 표면에 붙거나 치아 사이에 끼게 된다. 음식물은 씹히면서 침과 섞여 끈적이고, 힘을 받아서 치아 사이에 박힌다. 단순하고 자연스러운 일이다. 이렇게 남은 음식물 찌꺼기가 충치와 잇몸병의 원인이 된다.

당분 함량이 높은 음식은 점성이 더 높다. 끈끈해서 치아에 잘 붙고, 치아 표면의 깊은 홈으로 파고든다. 충치가 생기는 위치다. 단것을 먹고 나면 특히 빠른 시간 안에 양치를 하여 치아 표면을 칫솔모로 깨끗하게 닦아야 한다. 대표적으로 사탕, 초콜릿, 단 음료 등이 있다. 치아에 홈이 깊은 10대 아이들에게 보다 강조되는 사항이다.

특별히 잘 끼는 음식이 있다. 주로 결이 있는 음식이다. 씹으면 결대로 갈라지면서 치아 사이로 박혀 들어간다. 고기나 나물이 대표적이다. 치아 사이에 음식이 끼면 답답한 느낌이 나고, 몇 시간만 지나도 잇몸이 부으면서 냄새와 피가 나기 시작한다. 칫솔로 닦고 치실이나 치간칫솔도 써야 시원하게 모두 빠진다. 주로 30대 이후 성인에 해당한다. 식사 후 되도록 빨리 닦아주는 것이 좋다. 갑자기 많이 끼는 부위가 생겼다면 치아가 깨지거나 충치가 생긴 것이니 치과에서 확인해야 한다.

음식물 찌꺼기가 남지 않는다면 웬만한 병은 생기지 않는다. 양치가 중요한 이유다. 치아의 모든 면을 닦아서 깨끗하게 유지하는 것이 양치질이다. 치아 표면의 굴곡과 잇몸과의 경계, 그리고 치아 사이가 주로 음식이 남는 부위다. 아무리 열심히 닦아도 음식이 남는 부위는 생기기 마련이다. 이런 부위는 치과의 도움이 필요하다. 스케일링을 해서 남은 청소를 한다. 계속 먹으니까 계속 닦아야 하고, 일 년에 한두 번씩 스케일링을 해야 한다.

평평한 표면에는 음식이 붙거나 쉽게 끼지 않고, 닦기가 쉽다. 문제는 홈이 파인 곳이다. 치아 표면의 깊은 홈, 치아와 잇몸이 만나는 부위의 홈, 치아 사이의 터널처럼 생기는 홈이 그것이다. 매일 양치를 하는데 병이 계속 생긴다면 닦는 방식에 문제가 있는 것이다. 한 번을 닦아도 '잘' 닦는 것이 중요하다.

홈을 닦을 때는 중요한 요령이 있다.

먼저 솔을 잘 골라야 한다. 아이들은 연령대에 맞는 칫솔을 쓰는 게 좋다. 나이별로 칫솔 머리의 크기가 다르기 때문이다. 성인용 칫솔의 크기는 대동소이하다. 너무 큰 것보다는 좀 작다 싶은 것이 구석구석 닦기에 더 유리하다.

칫솔모의 상태도 중요하다. 탄성을 유지해야 한다. 홈 안으로 들어가서 닦아내는 것이 주요 기능이어서 끝이 휘거나 탄성이 줄면 닦는 효과가 현저히 떨어진다. 자주 쓰는 물건이니 항상 확인하고 좀 둔해졌다 싶으면 교체하는 것이 맞다.

홈을 닦을 때는 솔이 위치하는 각도가 중요하다. 솔이 홈이 생긴 방향으로 충분히 들어가야 잘 닦인다. 치아 표면의 홈은 평평한 면에 직각으로 생긴다. 그러므로 치아에 솔 끝이 닿는 면을 따라가기만 하면 각도는 어렵지 않다. 전체 표면을 놓치지 않는 것이 더 중요하다. 특히 씹는 면에 홈이 많으니 굴곡을 꼼꼼하게 닦아야 한다.

치아와 잇몸이 만나는 곳의 홈은 각도가 비스듬하다. 직각의 절반, 45도 정도로 뿌리 방향으로 솔을 위치시키는 것이 잘 닦인다. 별 생각 없이 좌우로 문지르듯이 닦는 것은 솔이 홈 안으로 충분히 들어가지 못하기 때문에 정작 중요한 홈은 잘 닦이지도 않고 닦는 곳만 계속 닦게 되어 치아목 부위에 마모가 생긴다. 잇몸을 닦는 느낌으로 양치질을 하자. 손목을 회전하며 유연하게 하는 것이 요령이다.

처음엔 시간이 좀 걸려도 익숙해지면 금방 개운하게 닦을 수 있다.

치아의 홈과 잇몸 경계의 홈은 따로 닦는 것이 아니다. 보통 치아 면을 닦는 것으로 시작해서 잇몸 경계 부위까지 한번에 닦아낸다. 치아의 정면에서 둥글게 회전하는 모양으로만 닦아도 훨씬 잘 닦인다. 좌우로 문지르는 방법은 표면만 주로 닦이고 솔이 안 들어가는 부위가 많다. 위아래로 쓸어내리며 닦는 방식은 솔이 홈에 잘 위치되기는 하나 실제로 모든 치아에 적용하기가 상당히 번거롭다. 나도 잘 못 한다. 그래도 둥글게 회전하면서 닦는 방식을 추천한다. 쉽고 빠르게 잘 닦을 수 있기 때문이다.

치아 사이의 홈은 터널처럼 안쪽까지 열려 있다. 홈이 크고 깊어서 칫솔모가 끝까지 들어가지 않는다. 특히 음식이 박히면서 끼면 잘 빠지지 않는다. 홈 안으로 충분히 들어갈 수 있는 치실이나 치간칫솔이 필요하다. 먼저 보통의 양치로 가능한 만큼 낀 음식을 제거한다. 이어서 사이사이 홈을 치실이나 치간칫솔 이용해서 깨끗하게 닦는 것으로 마무리한다.

나이에 따라 양치할 때 신경 쓰는 내용에도 차이가 생긴다.

10세 이전의 아이들은 닦는 것 자체가 어려울 수 있으니 처음에는 어른이 닦아주자. 이후에 아이가 직접 닦게 되면 깨끗한지 확인을 한다. 주로 치아 표면의 홈을 닦는다. 잘 닦는 것만큼 중요한 것이 좋은 양치 습관이다. 3-3-3 양치법이 기본이다. 최소 하루 3번, 식사 후 3분 이내에, 적어도 3분 이상은 닦자.

잘 닦은 후의 말끔한 느낌을 알게 하는 것이 중요하다. 아이들은 씹는 면의 굴곡이 깊기 때문에 닦는 데에 신경 써야 한다. 치아 사이에 음식이 끼면 치실로 빼는 방법도 알려주자. 아이들이 깨끗한 느낌에 익숙해지면 알아서 잘 닦는다. 아픈 곳이 없어도 일 년에 두 번 정기 검진은 기본이다.

가끔 치아 사이에 낀 음식이 빠지지 않아서 치과로 내원하는 경우도 있는데, 치실을 쓰면 금방 빠진다. 알려드리니 참고하시고 아이들에게도 가르쳐주는 것이 좋겠다. 아이들도 익숙해지기만 하면 아주 잘한다.

요즘에는 편의점이나 마트에서 치실을 쉽게 구할 수 있다. 먼저 30cm 정도의 길이로 치실을 자른다. 자체적으로 끊을 수 있게 만들어져 나온다. 양손의 두 번째 손가락에 모두 감아서 단단히 고정한다. 고정 후의 치실의 길이는 10cm 정도가 적당하다. 치실을 잡고 치아 사이에 밀어 넣어 상하좌우로 움직이면서 닦는다. 낀 음식이 모두 빠지고 시원한 느낌이 날 때까지 닦아주면 된다. 처음엔 어색해도 몇 번 하면 아주 쉽게 할 수 있다. 치아 사이를 찾기 어렵다면 일단 거울을 보면서 하는 것도 좋은 방법이다. 나중에는 눈 감고도 한다.

10대 학생들은 직접 이를 닦지만 제대로 못 닦는 경우가 많다. 잘 닦인 느낌을 모르면 대충 닦고 끝낸다. 꼼꼼하게 닦지 않는 것이다. 열심히는 하지만 완성된 치열이 너무 엉켜 있으면 깨끗하게 닦기가 정말 어렵다. 유치는 비뚤비뚤 나는 경우가 드물지만 영구치는 대부분이 비뚤비뚤하게 난다. 모두 치과의 도움이 필요하다.

아이에게 입냄새가 나거나 잘 안 닦는 것 같으면 치과에 데려가는 것이 상책이다. 잘 닦는 것 같은데도 냄새가 나거나 충치가 보이면 닦을 때 어려움이 있는 것이다. 부모가 직접 해결하기 어려우니 치과에 맡기면 된다. 닦는 법을 확실히 알려주고 주기적으로 확인한다. 특별히 문제가 없어 보여도 일 년에 두 번 이상 치과에 데리고 가야 한다.

20대 이후부터는 직접 관리해야 한다. 먼저 양치 방법은 치과에서 한번 직접 배워보기 바란다. 양치법 교육은 치과의 주요 업무 중 하나다. 스케일링을 받고 나서 잘 닦이지 않는 부위를 중점적으로 배우는 것이 좋다. 스케일링 시술을 한 치과의사나 위생사가 치아 상태를 가장 잘 안다. 잘 닦고 있는지, 어디에 좀 더 신경써야 하는지 등을 물어보자. 이때가 아니면 알아내기 어려운 정보다.

너무 안 닦아도 문제지만 지나치게 세게 닦는 것도 문제다. 특히 칫솔질을 할 때 좌우로 문지르지 않고 닦는 것이 중요하다. 위아래로 닦는 게 힘들면 최소한 둥글게라도 칫솔의 방향을 유지하면서 닦는다. 좌우로 박박 문지르면서 세게 닦으면 치아에 마모가 일어난다. 양치할 때 시린 느낌이 나며 치아가 구조적으로 약해진다. 심해지면 부러지기도 한다. 치아의 마모 또한 일종의 병이다. 찬 음식을 먹을 때나 양치질을 할 때 시린 느낌이 있다면 치과에서 확인하는 것이 안전하다.

30대 이후에는 치아 사이를 잘 닦는 것이 중요해진다. 잇몸이 약해지면서 치아 사이에 음식이 많이 끼기 때문이다. 확실히 닦아야 한다. 이쑤시개는 되도록 피한다. 낀 음식이 잘 빠지지도 않고 잇몸에 상처를 내서 염증을 만들어 오히려 더 많이 끼게 된다. 치실이나 치간칫솔을 써야 한다.

치간칫솔은 치아 사이를 닦기 위해 만든 솔이다. 이쑤시개와 비슷하게 생겼지만 끝이 더 얇고 솔이 달려 있으며 구부러진다. 이쑤시개와는 달리 치간칫솔은 끝까지 들어가고 솔로 닦기까지 가능하니 아주 유용하다.

사용법도 간단하다. 치아 사이에 끝까지 밀어넣어서 음식을 빼낸다. 몇 번 왔다 갔다 하면서 닦으면 끝이다. 치아 사이사이마다 전부 하는 것이 좋다. 익숙해지면 금방 한다. 잇몸까지 시원한 느낌이 나서 한번 시작하면 계속하게 된다. 나도 매번 양치 때마다 하고 있다. 치아 사이 틈이 좁아서 들어가지 않는 경우에는 치실을 쓰는 것이 낫다. 직접 해보면 금방 감이 온다.

치실이나 치간칫솔은 선택이 아니라 필수다. 20대 때부터 익숙해질 것을 권한다. 적어도 하루 한 번은 꼭 하자. 40대 이후에는 양치질할 때마다 하자. 어느 시점부터 음식이 많이 끼기 시작한다고 느껴지는 때가 오게 된다. 잇몸이 약해지면서 자연스럽게 오는 것이다. 양치질을 마친 후에 치실이나 치간칫솔을 따로 해보면 얼마나 음식 찌꺼기가 많이 남아 있는지를 직접 보게 된다. 놀랄 정도다.

치실과 치간칫솔은 익숙하고 편한 것으로 골라 쓰면 된다. 둘 중 하나만 해도 충분하고, 둘 다 쓰면 더 좋다. 예전에는 치간칫솔을 구하기 어려웠던 시절도 있었지만 요즘은 어디서든 쉽게 살 수 있으니 많은 제품 중에서 사용해보고 잘 닦이는 것으로 골라 쓰면 된다. 치과에서 사용법을 한번 배워 보는 것도 좋은 방법이다.

칫솔, 치실, 치간칫솔 외에도 닦는 기구가 더 있다. 워터 픽, 혀 클리너, 전동 칫솔 등이다. 근래에는 자동으로 이 닦아주는 기계도 봤다. 나름의 효과는 있겠지만 위에서 말한 양치법이 기본이다. 기본적인 양치법 후에 더 잘 닦기 위한 방법을 쓰는 것이 순서다. 느낌이 좋으면 얼마든지 사용해도 무방하나 필수는 아니다. 기본적인 양치법을 먼저 지키는 것을 반드시 유념했으면 한다.

치약은 적당량, 보통 콩알 하나 정도 크기로 짜서 쓴다. 식품의약품안전처가 허가한 상품이면 모두 사용 가능하니 여러 제품을 써보고 느낌이 좋은 것으로 골라 쓰면 된다. 시린이 전용 치약은 치과에서 상의 후에 사용하는 것을 권한다. 꼭 필요한 경우인지에 대한 확인이 필요하다. 가끔 치약 이외에 다른 것으로 닦는 것을 본다. 굵은 소금이 대표적이나, 좋지 않다. 특별한 효과 없이 자극이 지나치게 강하다. 너무 거칠고 너무 짜다. 치아를 마모시키고 나트륨 과다 섭취도 우려되니 피하는 것이 좋겠다.

60대 이후에는 침이 줄어든다. 노안이 오면 잘 보이지 않아서 닦기가 더 힘들다. 음식 찌꺼기가 더 많이 쌓이게 된다. 닦는 것에 더 신경 쓰고 치실, 치간칫솔도 더 자주 쓰자. 치과 정기 검진도 더 촘촘히 받아야 한다. 게다가 나이가 들면 치료받은 치아가 늘어나기 마련이니, 그 주변은 더 잘 닦아야 한다.

신경 쓸 부위가 많아지면 양치 시간도 당연히 늘려야 한다. 시간을 더 투자해서 꼼꼼히 칫솔질하고 치실, 치간칫솔도 충분히 쓰자. 치아 사이에 공간이 생기기 시작하면 치실보다는 치간칫솔이 더 잘 닦인다. 침이 부족해지면 특히 음식이 치아에 잘 붙는다. 침이 충분히 씻어내지 못하기 때문이다. 치아와 잇몸 사이 틈에 음식이 끼면서 뿌리 쪽으로 충치가 잘 생길 수 있다.

충치치료를 한 부위나 이를 해 넣은 부위는 특별히 더 잘 닦아야 한다. 모든 나이에 해당한다. 병이 나서 치료를 받은 부위는 그만큼 잘 닦기 어렵기 때문이다. 안 닦여서 병이 나고 병이 나면 치료한다. 중요한 것은 치료가 끝났다고 해서 잘 안 닦이던 이가 잘 닦이는 일은 없다는 것이다. 게다가 때우거나 씌운 부위는 자연 치아에 비해 음식이 더 잘 끼기 마련이다. 결과적으로 치료했던 부위에서 병이 재발해서 주변 치아로 번진다. 흔한 일이다. 관리에 특히 주의해야 하는 이유가 여기에 있다.

아무리 열심히 잘 닦아도 치과의 도움은 필요하다. 덜 닦이는 부위는 반드시 생긴다. 일 년에 한 번 이상 스케일링은 필수다. 요즘은 건강보험도 된다. 스케일링 후에 잘 안 닦이는 부위와 닦는 법에 대한 설명도 듣자. 치실이나 치간칫솔 사용도 직접 배우면 더 좋겠다.

양치법은 처음부터 끝까지 깨알 같은 노력이 핵심이다. 끝까지 깨끗하게, 포기하지 말고 닦자. 열심히 하면 보상은 확실하다. 깨끗하게만 유지해도 웬만한 치과 병은 생기지 않는다.

내 몸을 살리는 시리즈 09

얼굴 내 손으로 성형하기

─── '수기성형'이라고 할 수 있는 골근테라피 ───

쉽게 따라할 수 있으며 경락학과 해부학에 대한 기초지식을 토대로 한 테크닉을 '위뷰티'에서 임상을 거쳐 만들었습니다.

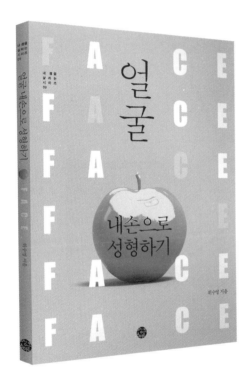

진짜 돼?? 100% 돼!

누구나 쉽고 간단하게

예쁜 얼굴 만드는

셀프 동작

현재 "골근위수영뷰티아카데미 교육강좌"를 운영하고 있으며, 국내 14개 네트워크와 베트남 1곳 등의 해외 네트워크를 구축했다. 또한 (주)위뷰티를 설립하여 얼굴 문제로 고통 받는 여성들을 위한 피부미용 전도사로 왕성하게 활동 중이다. 뿐만 아니라 국내 여러 대학의 피부미용학에서 후진 양성을 위한 강의도 해오고 있다. 대한미용학회 교육위원으로 활동하고 있다.

내 몸을 살리는 시리즈

병이 없다고 건강한 게 아니라 생명의 힘이 솟아나야 진짜 건강한 삶입니다. 예상치 못한 사고를 대비해 평소에 안전 수칙을 배워야 하죠. "내 몸을 살리는 시리즈"는 좋은 먹거리를 지혜롭게 먹고 안전한 환경을 만들며 몸과 균형을 되찾고 적절한 운동을 익혀 건강한 삶을 실천하는 방법을 제안합니다.

 서울시 마포구 토정로 222. 한국출판콘텐츠센터 401호 씽크스마트 ◆ 도서출판 사이다 전화 02-323-5609 / 070-8836-8837